LES

INSTITUTIONS MÉDICALES

AUX ÉTATS-UNIS

DE L'AMÉRIQUE DU NORD

RAPPORT

PRÉSENTÉ

A SON EXCELLENCE LE MINISTRE DE L'INSTRUCTION PUBLIQUE

LE 2 DÉCEMBRE 1868

PAR

LE Dr TH. DE VALCOURT

Lauréat de la Faculté de médecine de Paris,
Licencié en droit,
Membre de la Société médicale d'Emulation de Paris, de la Société de Médecine légale,
des Sociétés médicales de Reims, Chambéry, etc.,
de la Commission Météorologique des Alpes-Maritimes,
Médecin à Cannes.

PARIS
ADRIEN DELAHAYE, LIBRAIRE-ÉDITEUR
PLACE DE L'ÉCOLE-DE-MÉDECINE

1869

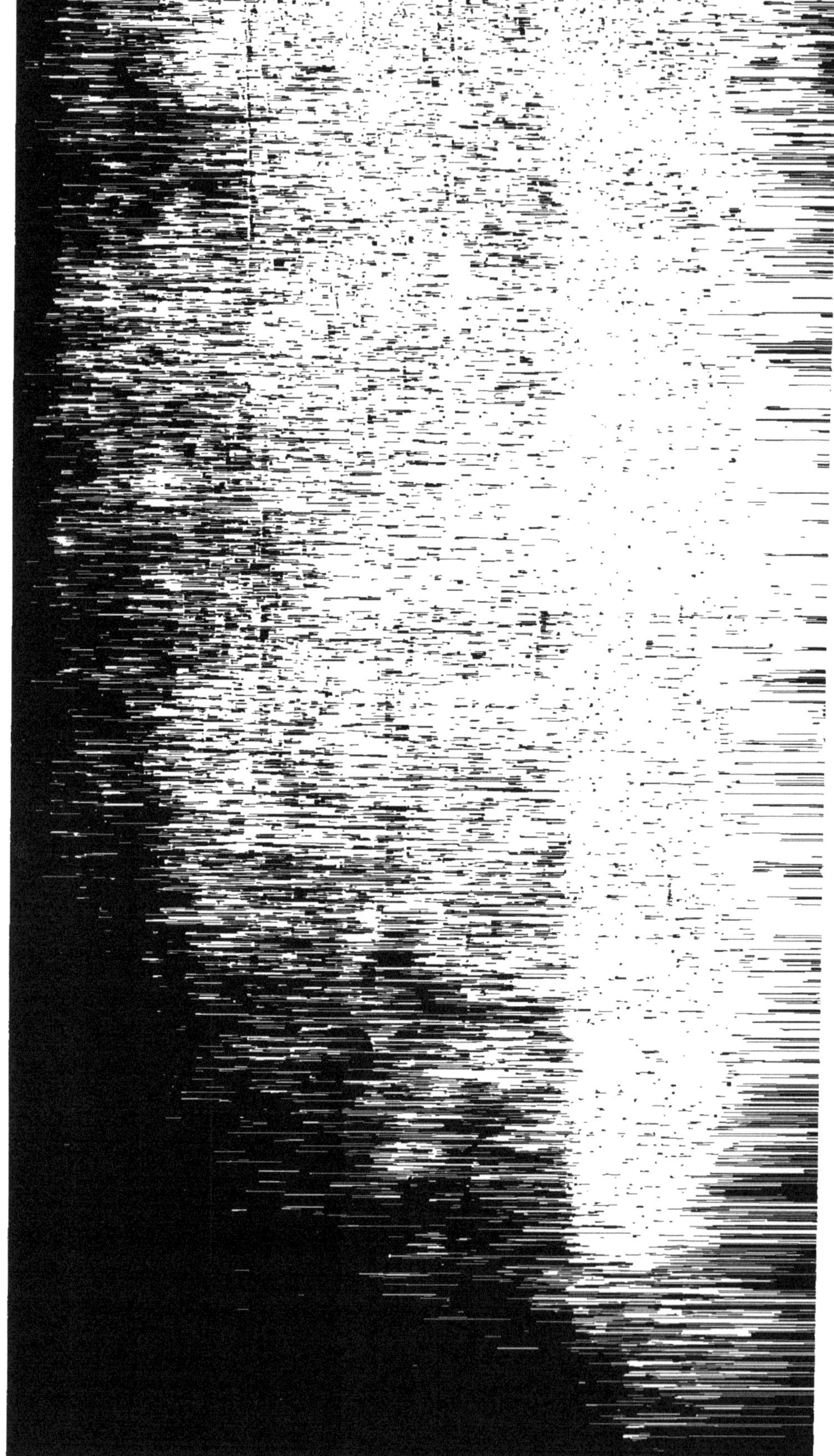

LES

INSTITUTIONS MÉDICALES

AUX ÉTATS-UNIS

OUVRAGES DU MÊME AUTEUR.

Climatologie des Stations hivernales du midi de la France (Pau, Amélie-les-Bains, Hyères, Cannes, Nice et Menton). 1865.

Un volume in-8°. — Prix : 3 fr.

Conditions sanitaires des Armées pendant les grandes guerres contemporaines. 1866.

Brochure grand in-8°. — Prix : 1 fr.

Sketch on Cannes and its Climate. 1868.

Brochure in-12. — Prix : 2 fr.

Cannes et son Climat, 2e édition, revue et augmentée, accompagnée de deux vues photographiques et de trois tableaux météorologiques gravés sur pierre. 1869.

Un volume in-12. — Prix : 3 fr.

Paris. — Typographie de Ch. Meyrucis, rue Cujas, 13. — 1869.

LES

INSTITUTIONS MÉDICALES

AUX

ÉTATS-UNIS DE L'AMÉRIQUE DU NORD

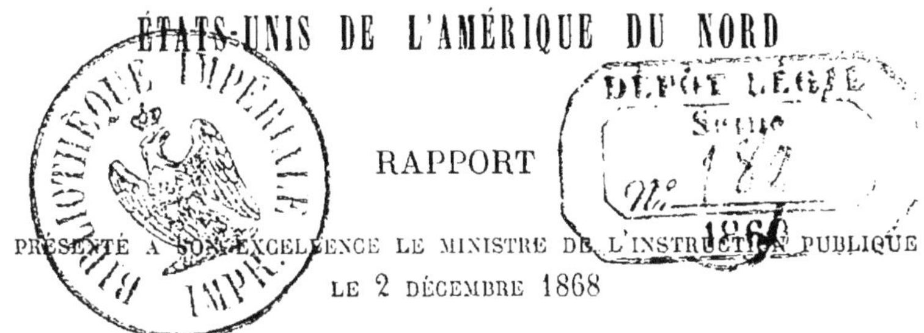

RAPPORT

PRÉSENTÉ A SON EXCELLENCE LE MINISTRE DE L'INSTRUCTION PUBLIQUE
LE 2 DÉCEMBRE 1868

PAR

LE Dr TH. DE VALCOURT

Lauréat de la Faculté de Médecine de Paris, Licencié en Droit,
Membre de la Société de Médecine légale,
De la Société Médicale d'Emulation de Paris,
Des Sociétés Médicales de Reims, Chambéry, etc.,
De la Commission météorologique départementale des Alpes-Maritimes,
Médecin à Cannes.

PARIS
ADRIEN DELAHAYE, LIBRAIRE-ÉDITEUR
PLACE DE L'ÉCOLE DE MÉDECINE

1869

LES INSTITUTIONS MÉDICALES

AUX

ÉTATS-UNIS DE L'AMÉRIQUE DU NORD

INTRODUCTION

Dans notre siècle où l'esprit d'investigation a remplacé la vieille routine, où les inventions, les découvertes et les expérimentations se multiplient avec une rapidité toujours croissante, la France, tout en continuant à jeter sur les sciences médicales une vive lumière, a négligé d'étudier et de mettre à profit les travaux et les progrès accomplis par les nations voisines. Il en est résulté que les heureuses réformes introduites dans les universités allemandes et principalement les travaux de Virchow ont causé une sorte de surprise, lorsque les résultats obtenus ont été vulgarisés chez nous.

Il a fallu reconnaître que l'Allemagne, ce pays traditionnel de la philosophie nébuleuse, possédait dans l'auteur de la *Pathologie cellulaire* un esprit supérieur, un novateur hardi, sachant porter la clarté dans la partie la plus abstraite de la médecine, l'histologie.

La curiosité fut vivement piquée.

Plusieurs ouvrages des principaux pathologistes allemands et anglais furent traduits en français (seule manière, hélas ! de les faire connaître dans notre pays où l'on peut dire que l'étude pratique des langues vivantes n'existait pas avant les dernières réformes de l'enseignement universitaire). Une réaction s'est alors produite, et, comme il arrive d'ordinaire, on a dépassé le but. A un chauvinisme absolu a succédé une admiration sans bornes de l'étranger. A entendre les enthousiastes du jour, l'Angleterre seule possède des hôpitaux bien organisés ; l'Allemagne, l'Allemagne surtout a le monopole d'un bon enseignement médical, d'une réunion de professeurs érudits et investigateurs.

Nous ne saurions regretter un tel enthousiasme ; dans son exagération, il a eu pour résultat de provoquer la médecine française à étudier ce qui se passe autour d'elle ; l'équilibre ne tardera pas à s'établir, et de ce mouvement sortiront un jour de précieuses réformes.

Le gouvernement, devançant même l'opinion publique, s'est empressé de rechercher tout ce qui pouvait favoriser les progrès de l'enseignement scientifique :

« *L'administration continue à s'occuper d'un projet de loi dont la préparation est déjà fort avancée, sur l'enseignement médical, et elle croit pouvoir, même en présence de la loi sur le droit de réunion, chercher la solution du problème dans le sens de la liberté.*

« *Cette loi était demandée dès* 1811 ; *elle a été votée par les députés en* 1825, *par les pairs en* 1847. *L'administration l'a reprise depuis deux ans. Des enquêtes de toutes sortes se font, car la question est délicate ; il faut étudier non-seulement ce qui est demandé par les écoles de médecine en France, mais aussi ce qui se fait à l'étranger, et à ce propos, permettez-moi, Messieurs, de vous dire que de l'étranger nous reviennent des leçons un peu différentes de celles qu'on rapporte ici. En ce moment, l'Angleterre, par une dérogation singulière à ses habitudes traditionnelles, à ce qui fait le fond de son esprit et de ses mœurs, songe à constituer un ministère de l'instruction publique*[1]. »

L'organisation des facultés de médecine en Allemagne a été l'objet d'un rapport remarquable présenté en 1863, par le docteur Jaccoud[2].

Le doyen de la faculté de Paris, M. Wurtz, s'est rendu dernièrement dans le même pays pour y observer l'installation des cours pratiques.

[1] Discours prononcé par Son Excellence M. Duruy, ministre de l'Instruction publique, devant le Sénat. Séance du 22 mai 1868.

[2] *De l'organisation des facultés de médecine en Allemagne*, par le docteur Jaccoud, professeur agrégé de la faculté de médecine de Paris. 1864.

Je viens à mon tour rendre compte des résultats fournis en Amérique par l'enseignement médical libre. La conclusion, disons-le immédiatement, à laquelle ce voyage nous a conduit (conclusion que le présent rapport développera), c'est que le meilleur mode d'enseignement consiste à allier, en ce qui concerne la médecine, la liberté de l'enseignement avec le contrôle de l'Etat et quelquefois son concours.

Avant d'aborder mon sujet, qu'il me soit permis de donner l'impression générale laissée dans mon esprit par la grande république américaine. Cette digression ne me paraît point hors de propos ; la vie et les usages des Américains nous permettent d'expliquer certaines particularités de leur éducation publique, et nous font comprendre que si, d'une part, il est bon de connaître le système d'enseignement adopté par un pays neuf, qui, n'étant lié par aucune tradition, ni asservi à aucune coutume, possède, selon l'expression populaire, *ses coudées franches*, — d'autre part, il est impossible aux habitants de notre vieille Europe et à ceux du Nouveau Monde de procéder en tous points de la même manière.

En abordant en Amérique, cette terre classique de la liberté, on s'aperçoit, même avant d'avoir mis le pied sur la terre ferme, que la perfection n'existe nulle part, et que tout système a ses inconvénients. Dans aucun pays les droits de douane ne sont aussi exorbitants, et on trouverait difficilement ailleurs des employés aussi tyranniques pour les voyageurs et moins scrupuleux envers leur administration. New-York, la première cité de l'hémisphère ouest, par sa population et son commerce, est destinée (d'après le *Guide des Etrangers*) à devenir la métropole du monde civilisé. En attendant que cette prédiction se réalise, New-York est une ville plus sale et plus mal pavée que la dernière bourgade d'Europe. Il y règne une activité inouïe, les affaires sont tout, chacun est occupé à adorer le mieux qu'il peut le roi Dollar. Il en résulte que dans la vie publique la rudesse est la règle; la courtoisie est une superfluité.

A ces impressions peu favorables en succèdent bientôt d'autres. On ne tarde pas à s'apercevoir que l'usage de la liberté, la diffusion de l'instruction publique, le sentiment de la responsabilité individuelle, produisent chez l'Américain une force morale immense. Dans les affaires publiques, que l'on défende un principe ou un parti, au-dessus de tout règne le respect de la loi; ce n'est point une stérile opposition, mais la réalisation d'un progrès qui sert de mobile aux esprits.

Dans les affaires privées, chacun apprend jeune à se rendre utile à la société, à travailler, à marcher en avant; chacun occupe un rang proportionné, non à sa naissance ou à sa fortune, mais à sa valeur morale et à sa capacité personnelle.

Lorsque les Américains sont vus de près, non plus dans la vie publique mais dans les rapports de la vie privée, ils perdent cette rudesse à laquelle nous ne sommes pas habitués, et nous font admirer leur bon sens pratique, leur étonnante énergie, leur génie éminemment perfectible.

Je suis heureux de dire combien l'accueil aimable et l'extrême obligeance des membres du corps médical avec lesquels je me suis trouvé en rapport ont facilité ma tâche. Je désire particulièrement témoigner ma gratitude aux professeurs Benjamin Mott, Van Buren, Bumstead, Parker, de New-York, Francis Smith et Stille, de Philadelphie; Henry, de Washington; Bigelow, Lombard et Coolidge, de Boston; ainsi qu'au Dr Howard, de New-York; au baron de Gauldrée-Boileau, consul de France à New-York, et au professeur Brown-Sequard, actuellement en France, qui a bien voulu examiner ce travail et m'indiquer, en vertu de sa longue expérience des universités américaines, les rectifications à introduire dans mes descriptions.

Afin de passer en revue les diverses institutions médicales, je parlerai successivement : 1° des écoles de médecine; 2° des associations médicales; 3° des établissements hospitaliers. Cette division me semble nécessaire pour faire connaître la capacité et l'influence du corps médical dans toutes les phases de son activité.

J'avais déjà visité à différentes époques un bon nombre d'universités et d'hôpitaux, non-seulement en France, mais encore en Angleterre, en Ecosse, en Belgique, en Allemagne, en Suisse et en Italie. Muni de tous ces points de comparaison, je pouvais plus sûrement distinguer ce qui, dans les institutions américaines, était réellement pratique, original, et digne par conséquent d'être signalé.

Ces recherches m'ont vivement intéressé; j'ai mis tous mes soins à observer dans le pays, à recueillir des documents et à lire les nombreux écrits publiés sur les institutions médicales.

Heureux si ce travail répond à l'objet de la mission qui m'a été confiée.

I

LES ÉCOLES DE MÉDECINE.

Le système d'éducation adopté dans la plupart des villes américaines diffère tellement de notre système français, qu'il est nécessaire de donner ici un court aperçu pour établir quelles sont les connaissances acquises par les jeunes gens, au moment où ils entrent dans une école de médecine.

J'ai entre les mains un volume des plus intéressants : *Rapport annuel du comité des écoles de la cité de Boston*[1]. C'est un beau volume de plus de trois cents pages, où se trouve exposée, avec une clarté parfaite, la statistique de l'éducation publique dans cette ville. Chaque année paraît un volume semblable. Dès les premières lignes, on comprend l'utilité de cette publication :

« A un système bien organisé et plein de vitalité, comme celui de l'instruction publique à Boston, chaque

[1] *Annual report of the school committee of the city of Boston*. 1868.

année apporte non-seulement une nouvelle vigueur et un accroissement constant, mais l'expérience démontre qu'il est des changements à apporter, des imperfections à faire disparaître, des lacunes à combler. Plus de trente-trois mille enfants se sont acheminés journellement vers les beaux et confortables édifices, où sept à huit cents professeurs sont occupés à modifier leurs caractères et à développer leurs intelligences. »

La ville de Boston compte 192,354 habitants, dont 34,902 enfants de 5 à 15 ans, qui fournissent en moyenne 12,500 élèves aux écoles primaires, 14,500 aux écoles de grammaire, et 800 aux écoles supérieures. Boston renferme, outre les écoles publiques, un bon nombre d'établissements privés. Ces chiffres montrent éloquemment la généralisation de l'instruction dans toutes les classes de la société, et l'exemple que nous citons n'est pas exceptionnel; dans tous les Etats-Unis, la diffusion de l'instruction est considérée comme le premier devoir de l'Etat, comme l'emploi le plus utile des deniers publics.

Au-dessus des écoles sont les universités, qui appartiennent à deux catégories : 1° les universités d'Etat; celles-ci existent dans les nouveaux Etats où des concessions de terres ont été faites par les gouvernements à leur profit. C'est ainsi que dans le Michigan, le Wisconsin, l'Iowa, l'Alabama, le Mississipi, et peut-être quelques autres Etats, des étendues considérables de terrain ont été vendues pour subvenir en grande partie aux dépenses de ces établissements. Ils diffèrent peu les uns des autres, malgré l'absence de tout contrôle commun;

on y étudie les lettres, les sciences, le droit et la médecine.

Les élèves débutent par les écoles communales pour passer aux classes de grammaire, aux classes supérieures, aux colléges, puis à l'université. Quelques-unes de ces universités n'existent qu'à l'état rudimentaire.

2° On peut prendre pour type de la seconde organisaion celle de l'université de New-York, qui se compose seulement d'un certain nombre de régents élus par la législature sur la présentation du gouvernement de l'Etat. Les régents exercent une surveillance générale sur le corps enseignant, sur l'administration, les finances, les études et le choix des livres; ils centralisent les observations météorologiques, et font à la législature un rapport annuel sur la situation de l'instruction publique; leur pouvoir est, d'ailleurs, plus nominal que réel.

En sortant des écoles supérieures, les jeunes gens entrent au collége ou département des arts de l'université, dans le but d'acquérir le diplôme de bachelier ès arts.

Il faut être âgé d'au moins quatorze ans (les élèves ont en général de seize à dix-huit ans), et subir un examen d'admission répondant à peu près au programme de troisième de nos lycées. La durée des études au collége est de quatre années. Les cours de première année (*freshman class*) embrassent le latin, le grec, l'algèbre et la géométrie, le français et l'anglais; ceux de seconde année (*sophomore class*), le grec, le latin, la géométrie et la trigonométrie, l'anglais et l'allemand; ceux de troisième année (*junior class*), la philosophie, le grec (au choix avec l'allemand ou l'espagnol), le latin (au choix avec le français ou l'italien), la géométrie analytique et le calcul différentiel (au choix avec la rhétorique), les mathématiques appliquées (au choix avec la chimie et la physique appliquées), la composition et la déclamation en anglais, les éléments de chimie et de physique; ceux de quatrième année (*senior class*), la philosophie, le grec (au choix avec l'allemand ou l'espagnol), le latin (au choix avec le français ou l'italien), le calcul intégral (au choix avec la littérature anglaise), l'astronomie (au choix avec les applications de chimie ou de physique) composition et discours anglais, éléments de physique.

On voit que dans la troisième et la quatrième année, l'étude de la philosophie, celle des éléments de physique et de chimie, ainsi que l'étude de la grammaire anglaise, est obligatoire; quant aux autres branches de l'enseignement, les élèves ont un choix à faire, dont ils ne peuvent se départir jusqu'à la fin de leur scolarité. Il y a des examens publics à la fin de chaque année; le succès de l'examen de quatrième année donne droit au diplôme de *bachelier ès arts;* enfin le degré de *maître ès arts* peut être réclamé trois ans après celui de bachelier, moyennant un certificat de bonne conduite et le payement de cinq dollars.

Les élèves demeurent soit dans les bâtiments du collége, soit dans quelques maisons autorisées à les recevoir; ils sont tenus d'assister aux cours et de travailler dans leurs chambres aux heures fixées. Mais rien ne les empêche de se promener en ville pendant les moments de repos. Le règlement qui établit le genre de vie des étudiants est sévère, mais son application est laissée à leur propre responsabilité, les portes du collége sont toujours ouvertes.

Les extraits suivants des statuts de *Harvard college* sont curieux en ce qu'ils nous montrent, par l'application à un cas particulier, les deux tendances contraires des peuples de race saxonne et de race latine, l'enseignement ayant pour objectif, chez nous, la prévention; là-bas, la répression.

« La direction de l'université désire vivement que les étudiants soient portés à se bien conduire, et à travailler activement par des motifs plus élevés que la crainte d'une punition; elle compte pour le succès de cette institution, connue par son éducation libérale, sur les principes moraux et religieux, sur l'amour du devoir, sur les sentiments généreux qui appartiennent à des jeunes gens engagés dans une carrière honorable. Lorsque ces sentiments feront défaut, la faculté aura recours aux remontrances privées et publiques, avertira les parents ou les correspondants, et, si les circonstances le réclament, prononcera la suspension, la démission ou l'expulsion des coupables, peines qui ne pourront être appliquées qu'après un vote de la faculté. Un étudiant suspendu pour violation des statuts pourra être confié, pendant un certain temps, à la surveillance d'une personne préposée à cet effet. »

Les règlements que doivent observer les étudiants sont très-nombreux, et si les élèves ont la possibilité de se promener hors du collége, ils sont du moins obligés d'avoir une tenue et une conduite respectables, et de se conduire honorablement; ils apprennent ainsi à user de la liberté avec modération : c'est là un des premiers bienfaits de ce système d'éducation.

Le diplôme de bachelier ès arts n'est pas nécessaire pour être admis dans une école de médecine; cependant, les étudiants sérieux en sont généralement pourvus.

Parmi les écoles médicales, il en est qui se rattachent à des universités renfermant également des écoles de droit, de sciences, de lettres et de théologie, et dont elles ne forment ainsi qu'une des sections; mais il en est plusieurs autres complétement libres qui confèrent des diplômes aussi valables que ceux des institutions ayant quelques attaches avec l'Etat, pourvu que l'école ait une bonne réputation.

C'est ainsi qu'à New-York, on compte trois écoles également puissantes : le *New-York college of physicians and surgeons*, institution fondée en 1791 ; l'*University medical college*, appelée aussi *Medical departement of the university of New-York*, fondée en 1841, et faisant partie (comme son nom l'indique) d'un ensemble universitaire plus ou moins officiel; enfin le *Bellevue hospital medical college*, établi seulement en 1861.

Outre ces établissements importants, New-York possède un collége homéopathique, une école préparatoire de médecine, une école ophthalmologique, un collége médical pour les femmes et plusieurs autres institutions.

Philadelphie possède également quatre écoles de médecine ; plusieurs autres villes sont dans le même cas.

Ce système ou plutôt cette absence de système a pour résultats : 1° Formation d'un nombreux personnel de professeurs travaillant beaucoup, se perfectionnant sans cesse eux-mêmes, afin de rendre leurs cours plus intéressants et par là plus suivis ; 2° organisation matérielle des colléges aussi parfaite que possible ; 3° programmes combinés pour apprendre beaucoup et en peu de temps ; 4° durée insuffisante des études médicales ; 5° examens trop faciles ; 6° avilissement du diplôme de docteur en médecine.

Nous croyons être en mesure de prouver surabondamment ces propositions et d'arriver ainsi à cette conclusion :

1° Liberté de l'enseignement médical.

2° Examinateurs nommés par l'Etat et ayant seuls le droit de conférer le diplôme en son nom.

La première école de médecine de l'Amérique fut fondée, à Philadelphie, par les docteurs William Shippen et John Morgan qui, après avoir fait en Angleterre leur éducation médicale, revinrent dans leur patrie munis d'une autorisation de Thomas Penn, propriétaire de la Pensylvanie.

L'inauguration de l'école eut lieu en mai 1765 ; deux ans après les règlements concernant la collation des titres furent rédigés. Ils sont encore aujourd'hui curieux à étudier. On décida qu'il y aurait deux degrés, savoir : *bachelier en médecine* et *docteur en médecine*, correspondant aux titres de *bachelier* et *maître ès arts* conférés par l'autre département universitaire. Pour le degré inférieur, celui de bachelier en médecine, on adopta les règles suivantes :

« Les étudiants qui n'auront pas le diplôme de bachelier ès arts devront, avant d'obtenir l'immatriculation, prouver aux professeurs du collége, leur connaissance de la langue latine et des branches des sciences mathématiques et physiques qui sont nécessaires à l'éducation médicale. Chaque étudiant devra suivre au moins un cours sur l'anatomie, la matière médicale, la chimie, la théorie et la pratique de la médecine et la clinique; il devra fréquenter, pendant un an, le service de l'hôpital de Pensylvanie et sera alors admis à un examen public après que par un examen particulier, il aura été jugé capable de se présenter audit examen public sans suivre plus longtemps les cours universitaires.

« Le candidat devra en outre fournir la preuve qu'il a fait un apprentissage suffisant chez un praticien honorable et qu'il possède les éléments de la pharmacie. »

Le titre de docteur en médecine s'obtenait de la manière suivante :

« Le candidat doit être bachelier en médecine depuis trois ans, être âgé de vingt-quatre ans au moins; il devra écrire et défendre publiquement une thèse devant le collége, à moins qu'il ne soit de l'autre côté de l'Océan, ou qu'il demeure si loin dans l'intérieur de l'Amérique que le voyage ne soit trop difficile; dans ce cas, il enverra une thèse écrite par lui-même et assez remarquable pour que la faculté l'approuve; le postulant recevra alors le titre de docteur et sa thèse sera imprimée et publiée à ses frais. »

Il est curieux de voir la rigueur relative de ce règlement à une époque où les Etats contenaient une population si peu proportionnée à la vaste étendue de leur territoire. Sous certains rapports, ce règlement vaut mieux que celui qui lui a succédé et qui régit actuellement la plupart des écoles américaines. Voici quelles sont ses dispositions principales :

Pour être admis comme étudiant le diplôme de bachelier ès arts n'est pas nécessaire ; certaines facultés exigent un examen de latinité et de sciences physiques, d'autres ne demandent rien, il suffit de payer une rétribution de 3 à 5 dollars[1] pour l'immatriculation, 120 à 200 dollars par an pour les cours, 5 à 10 dollars pour l'admission dans les salles de dissection, 20 à 30 dollars pour examen et diplôme. Il y a en outre des cours particuliers dont le taux habituel est de 10 dollars.

La durée nominale des études est de trois années réduites en réalité à deux ; l'étudiant doit prouver, par un certificat, qu'il a été pendant un an élève d'un praticien connu, et qu'il a suivi les leçons et les cliniques de l'université durant deux sessions d'hiver.

Pendant le cours des études l'élève ne subit aucun examen ; pour être admis au grade de docteur, il doit être âgé de vingt et un ans, remettre au doyen une thèse écrite de sa main ; si ce travail est reconnu valable, l'étudiant est examiné par chaque professeur séparément, soit à l'université, soit dans la maison du professeur ; l'examen n'est pas public. Quand tous les étudiants com-

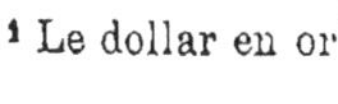

[1] Le dollar en or vaut 5 fr. [illegible]

posant la session ont été ainsi interrogés, la faculté s'assemble et confère à ceux qui ont eu moins de trois boules noires, le diplôme de docteur.

Le nombre des candidats éliminés est insignifiant. Nous reviendrons plus tard sur les conséquences graves de ce mode ridicule d'examen en tête-à-tête.

Certainement ce n'est pas de ce côté que l'Amérique peut nous donner un exemple à suivre, il n'est que justice de lui appliquer, en ce qui concerne les examens, l'appréciation suivante que je lis dans le *Medical Record of New-York*, numéro du 15 juillet 1868 :

SYSTÈME ACTUEL DE L'ÉDUCATION MÉDICALE EN ANGLETERRE.

« Dans la séance anniversaire de la trente-cinquième année de la fondation de la société médicale de Londres, M. W.-F. Teevan, chargé de prononcer le discours officiel, a pris pour sujet : *Du système actuel de l'éducation médicale en Angleterre.*

« L'orateur soutient qu'on doit considérer l'étudiant en médecine, non plus comme un écolier, mais comme un jeune homme sachant réfléchir, capable de juger et de choisir lui-même l'école et les professeurs qui lui permettront le mieux d'acquérir les connaissances médicales. Actuellement un trop petit nombre d'élèves peuvent suivre et voir d'assez près les démonstrations des professeurs d'anatomie; la plupart sont privés des relations qui doivent s'établir entre élèves et professeurs, les examens pour l'obtention du diplôme sont *une farce* (l'orateur emploie le terme en français [1]). M. Teevan appelle spéciale-

[1] *The examinations for gradation are* a farce.

ment l'attention sur ce fait que des médecins anglais munis du diplôme du collége des chirurgiens ont ainsi le droit de pratiquer la médecine en Angleterre et ne sont cependant pas reconnus capables de soigner des articles précieux (*costly articles*), savoir les matelots et soldats anglais, car ils sont continuellement « collés » (*plucked*) par les examinateurs du corps médical de la marine et de l'armée. »

Un tel aveu est digne d'une sérieuse attention et appelle des réformes urgentes.

En considérant les écoles médicales américaines à un autre point de vue que celui des examens, nous trouvons moins à critiquer et davantage à apprendre. Je veux parler de l'organisation et du recrutement du corps enseignant, du personnel des professeurs.

Prenons pour exemple l'université de Boston.

La faculté est sous la direction d'un doyen, élu annuellement par une assemblée spéciale des professeurs; il a pour attributions la surveillance générale de la faculté, la réception des thèses, le visa des diplômes et généralement toute la conduite des affaires. A côté du doyen siége quelquefois un autre professeur chargé de la présidence des séances de la faculté. Chaque professeur doit s'occuper uniquement de l'enseignement qui lui est dévolu, le sujet de ses leçons doit être approuvé par la faculté; à chaque professeur sont attachés des professeurs adjoints tenus de se conformer au programme qu'il leur trace. Il existe en outre des professeurs spéciaux nommés d'office pour cinq ans seulement, qui doivent se borner strictement à la branche des sciences médicales formant l'objet de leurs cours; enfin, des professeurs agrégés sont nommés également pour cinq ans et sont placés sous la direction des professeurs titulaires, qui déterminent la nature de leurs occupations.

Des répétiteurs sont nommés chaque année à la séance d'ouverture, sur la proposition des professeurs; il ne peut pas y avoir plus d'un répétiteur pour chaque branche de l'enseignement; enfin, des docteurs auxquels on donne le nom d'*university lecturers* sont autorisés à délivrer des lectures pendant une année seulement sur des sujets spéciaux.

Les professeurs titulaires reçoivent la majeure partie des rétributions versées par les étudiants; les professeurs adjoints sont peu payés; quant aux docteurs autorisés à faire des cours, leurs leçons sont généralement gratuites; c'est pour eux un moyen de se faire connaître.

Toutes les écoles de médecine n'ont pas une organisation aussi compliquée, il en est beaucoup qui ne réunissent point les trois dernières catégories de professeurs.

Voici la liste des professeurs de ***Massachussets medical college*** :

D. Humphrey Storer, professeur d'accouchement et de jurisprudence médicale.

J.-B.-S. Jackson, professeur d'anatomie pathologique et conservateur du musée anatomique.

H.-J. Bowditch, professeur de clinique médicale.

O.-W. Holmes, professeur d'anatomie et de pathologie.

G.-C. Shattuck, professeur de pathologie générale et doyen de la faculté.

Jeffres Wyman, professeur d'anatomie comparée et de physiologie.

H. Bigelow, professeur de pathologie externe et de clinique chirurgicale.

E.-H. Clarke, professeur de matière médicale.

J. Bacon, professeur de chimie.

C.-E. Brown-Sequard, professeur de physiologie et de pathologie.

C.-E. Buckingham, professeur adjoint de médecine pratique.

J.-C. White, professeur adjoint de chimie et *lecturer* des maladies de la peau.

Calvin Ellis, professeur adjoint de clinique médicale.

R.-M. Hodges, professeur adjoint de clinique chirurgicale.

D.-W. Cheever, professeur agrégé d'anatomie.

J.-S. Lombard, professeur agrégé de physiologie.

John Tyler, *lecturer* de médecine physiologique.

Samuel Abbot, répétiteur d'accouchement.

Francis Minot, répétiteur de pathologie générale.

Fitch Oliver, répétiteur de matière médicale.

G. Derby, *lecturer* sur l'hygiène.

Henry Williams, *lecturer* d'ophthalmologie.

J. Nelson Borland, répétiteur de clinique médicale.

John Reynolds, répétiteur de clinique médicale.

Algernon Coolidge, *lecturer* sur les tumeurs.

Henry Oliver, *lecturer* sur la laryngoscopie et les maladies du larynx.

Hosket Derby, *lecturer* d'ophthalmologie.

Charles Swan, répétiteur de pathologie médicale.
Charles Porter, aide d'anatomie.

On voit que la physique, la botanique et la zoologie ne font pas partie du programme. Ces chaires appartiennent à la faculté des arts et leurs applications à la médecine ne sont pas enseignées.

Nous donnons également ici la liste des cours de *Bellevue hospital medical college*, en raison des nombreuses chaires spéciales que possède cette école de création récente :

Isaac-E. Taylor, professeur émérite d'accouchement et des maladies des femmes et des enfants, et président.

J.-R. Wood, professeur émérite de chirurgie.

T.-H. Hamilton, professeur de clinique chirurgicale.

L.-A. Sayre, professeur de chirurgie orthopédique.

A.-B. Mott, professeur d'anatomie chirurgicale et de médecine opératoire.

W.-H. van Buren, professeur des principes de chirurgie et des maladies de l'appareil génito-urinaire.

B.-W. Mac-Ready, professeur de matière médicale et de thérapeutique.

G.-J. Elliot et F. Barker, professeurs d'obstétrique et des maladies des femmes et des enfants.

S. Smith, professeur d'anatomie descriptive et comparée.

A. Flint, professeur des principes et de la pratique de la médecine.

R. Ogden-Doremus, professeur de chimie et de toxicologie.

W.-A. Hammond, professeur des maladies mentales et nerveuses.

A. Flint junior, professeur de physiologie et de microscopie.

R.-A.-B. Beach, D.D., chapelain du collége.

N.-R. Morley, prosecteur d'anatomie.

J.-W. Southach, aide d'anatomie.

H.-G. Piffard, agrégé de la chaire de pathologie générale.

A.-W. Wilkinson, agrégé de la chaire de chimie et de toxicologie.

L. Damainville, agrégé de la chaire de clinique chirurgicale.

C.-F. Roberts, agrégé de la chaire de physiologie.

A. Strang, préparateur de la chaire d'anatomie descriptive et comparée.

L'année scolaire commençait en octobre pour finir en mars ; pendant le reste de l'année, les élèves étaient réputés étudier la médecine civile sous la direction d'un praticien, mais on n'a pas tardé à reconnaître que la durée du séjour dans les écoles était beaucoup trop courte pour les étudiants, aussi presque toutes les facultés ont-elles augmenté la durée annuelle de l'enseignement; ainsi une session préliminaire a été créée et établie pendant tout le mois de septembre ; le semestre d'hiver part du mois d'octobre pour finir le 1er mars ; enfin une session d'été commence au milieu de mars pour durer jusque vers le 15 juin. Dans l'université de Bellevue, la faculté pour le semestre d'été est organisée de la manière suivante:

H.-D. Noges, professeur d'ophthalmologie et doyen de la faculté d'été.

J. Lewis-Smith, professeur d'anatomie pathologique.

F. Swift, professeur des maladies de la peau.

Professeur W.-H. van Buren, chargé des cours des maladies de l'appareil génito-urinaire.

Professeur Austin Flint, chargé du cours d'anatomie microscopique.

Professeur G.-J. Elliot, chargé du cours des maladies des enfants.

Professeur W.-A. Hammond, chargé du cours des maladies mentales et nerveuses.

Professeur A.-W. Wilkinson, agrégé de la chaire de chimie et chargé de la direction du laboratoire.

N.-S. Wetscott, agrégé de la chaire d'ophthalmologie.

Une des principales universités de l'ouest de l'Amérique, le *Rush medical college* de Chicago, possède une chaire spéciale pour les maladies de poitrine.

L'enseignement clinique occupe dans toutes les facultés la place importante qu'il mérite.

Voici comment il est organisé par le *college of physicians and surgeons de New-York.* Les élèves sont appelés à suivre sept cliniques par semaine, savoir :

Clinique chirurgicale, professeur Markoe, chaque lundi, à midi ; — Clinique médicale, professeur Clark, chaque jeudi, à midi ; — Clinique chirurgicale, professeur Detmold, chaque mercredi, à 3 heures ; — Clinique des maladies vénériennes, professeur Bumstead, chaque lundi, à 3 heures ; — Clinique ophthalmologique,

Dr Agnew, chaque mardi, à 3 heures; — Clinique des maladies de la peau, Dr Draper, chaque jeudi, à 3 heures; — Clinique des maladies des femmes, professeur Thomas, chaque vendredi, à 3 heures.

Plusieurs professeurs et médecins des hôpitaux font également des cliniques qui ne figurent pas sur le programme de l'école.

Les salles de cours se trouvant en général dans des bâtiments attenants aux hôpitaux, les élèves peuvent suivre dans la journée alternativement les cours et les cliniques; la soirée est consacrée aux études anatomiques, aux dissections.

Au point de vue matériel, l'établissement qui me paraît le mieux compris est celui de *Bellevue hospital medical college.*

Le bâtiment destiné à l'enseignement a été construit à l'une des extrémités du préau de l'hôpital de Bellevue, près de la rivière.

Les élèves et docteurs en médecine ont droit au passage gratuit sur un bateau à vapeur qui fait le service régulier entre l'hôpital *Bellevue* et les divers établissements hospitaliers de *Blackwells Island*, dont nous parlerons plus loin.

Sur le bord de l'eau et à côté de l'école, on a disposé la morgue et une salle spéciale pour les autopsies et expertises médico-légales, ainsi qu'une chambre d'audience et d'enquête pour le coroner. Quant au bâtiment de la faculté, il est composé de trois étages; au rez-de-chaussée sont les bureaux, les salles d'examen et le musée anatomique; celui-ci est fort mesquin, tandis que ceux de

Philadelphie et de Boston sont très-riches; au premier, les laboratoires; celui de chimie est parfaitement installé : les élèves sont debout devant des tables spéciales, chacun a un tiroir pour les tubes et autres instruments de chimie, il a pour lui seul un bec de gaz; des casiers contenant les flacons à réactifs et une cuvette munie d'un robinet d'eau sont disposés de façon à pouvoir être à la portée d'une série de quatre élèves. Lorsque le professeur a fait une démonstration au tableau et réalisé une application chimique, les élèves peuvent ainsi répéter l'expérience, chacun sans quitter sa place. Ce laboratoire est principalement, dit le prospectus, destiné à ceux qui veulent faire, sous la direction du Dr Wilkinson, assistant du professeur de chimie, l'analyse chimique des poisons, de l'urine, des calculs urinaires, du sang, du lait, etc.

Une partie du local de l'école est absorbée par un vaste amphithéâtre pouvant contenir sept cents auditeurs assis confortablement sur des gradins garnis d'excellents dossiers et munis de petits pupitres fort commodes; je considère cette installation comme indispensable pour écouter et prendre des notes pendant plusieurs heures sans trop de fatigues.

Nos amphithéâtres français sont fort sales et, de plus, tellement inconfortables, qu'il est impossible d'y rester plus d'une heure, à moins d'avoir le dos rompu par le fait d'une position aussi malaisée. Ces détails tout matériels ont leur importance, car ils ont indirectement une influence sur les dispositions de l'esprit.

Le troisième étage est entièrement occupé par la salle de dissection, qui est vaste, très-bien éclairée le jour par des châssis vitrés, le soir par deux becs de gaz pour chaque table; chaque élève a droit à une armoire pour ses habits et ses objets d'étude. A côté de la salle commune sont les cabinets des prosecteurs et des salles particulières mises à la disposition des docteurs qui désirent faire des préparations anatomiques, sans vouloir être mêlés aux étudiants et subir leurs critiques, ce qui peut avoir des inconvénients lorsqu'il s'agit de praticiens ayant une certaine dignité à sauvegarder et voulant compléter tardivement leur éducation médicale en ce qu'elle a pu avoir d'insuffisant. Les sujets sont montés dans les salles de dissection au moyen d'une trappe.

Quant à l'école de médecine de Boston, elle contient un laboratoire d'histologie très-complet; j'ai remarqué, dans la salle de dissection de ce même établissement, des bancs mobiles gradués permettant aux élèves de suivre facilement des yeux une démonstration faite sur le cadavre à l'une ou à l'autre des tables de l'amphithéâtre.

Les élèves arrivent à l'école vers 9 heures du matin; jusqu'à 4 heures de l'après-midi, ils sont alternativement occupés soit aux cours, soit aux cliniques. Après leur dîner, ils consacrent leurs soirées aux études anatomiques.

Les branches de l'enseignement médical sont nombreuses, en sorte que, pour assister dans l'espace de deux années scolaires aux divers cours qui s'y rapportent, les élèves n'ont pas de temps à perdre.

Leurs journées sont presque complétement consacrées à entendre les enseignements professionnels; ils ne peuvent étudier par eux-mêmes et méditer ce qui leur a été appris. Impossible à eux, s'il est permis de s'exprimer ainsi, de digérer tout ce qu'ils absorbent; tout ce mélange doit nécessairement former confusion dans leur esprit. On comprend que, dans cette occurrence, les examens ne soient pas rendus publics : ils seraient trop peu édifiants à voir et à écouter.

Presque tous les professeurs auxquels j'ai parlé de ces graves inconvénients de l'organisation américaine reconnaissent que la durée des études est trop courte, mais la concurrence des écoles entre elles ne permet pas de retenir les élèves pendant les quatre ou cinq années nécessaires pour acquérir une éducation médicale un peu complète; c'est pour les mêmes motifs que les professeurs n'osent pas se montrer sévères aux examens et refuser le diplôme; l'école serait alors réputée trop rigide, et les élèves iraient se faire recevoir ailleurs.

Les défenseurs du système américain donnent pour excuse : La plupart de nos jeunes gens ne peuvent consacrer plus de deux à trois ans à leurs études; ils ne sont pas riches, leurs familles subviennent difficilement aux frais de leur entretien, et de plus, on n'admet pas en Amérique qu'un jeune homme reste si longtemps sans gagner sa vie.

Un grand nombre de nos jeunes docteurs, après avoir amassé quelque argent dans la pratique, reviennent s'asseoir sur les bancs pour compléter leur éducation, puis se consacrent définitivement à la clientèle. Ceux qui sont plus fortunés, et ceux surtout qui se destinent au professorat, ne se contentent pas d'avoir obtenu le diplôme; ils continuent à étudier, se font recevoir docteurs résidants dans un hôpital, puis vont en Angleterre, en France et en Allemagne, et reviennent avec une instruction solide.

A ces objections, il est facile d'opposer ceci : Il y a un trop grand nombre de docteurs; il vaudrait infiniment mieux qu'ils fussent moins nombreux, plus instruits et par conséquent jouissant d'une plus grande autorité, d'une position plus relevée.

La précipitation des études, en Amérique, est d'autant plus regrettable que les cours y sont, en général, très-bien faits.

J'ai eu l'occasion de causer longuement avec plusieurs professeurs des diverses universités; tous mettent un soin particulier et une ardeur constante à la préparation de leurs cours; ils reçoivent les principaux ouvrages publiés en Angleterre, en France et en Allemagne, se trouvent toujours au courant de la science et font emploi, pour augmenter le succès de leur enseignement, d'un moyen qui mérite d'être généralisé : je veux parler de collections de toiles peintes permettant aux élèves placés aux extrémités des amphithéâtres de suivre et de comprendre la leçon, qu'il s'agisse de chimie, de thérapeutique, d'histologie, d'anatomie normale ou pathologique, de médecine opératoire ou de pathologie. Le docteur Bigelow, de Boston, m'a montré une collection de toiles reproduisant avec un grossissement considérable divers sujets d'anatomie, de pathologie et de médecine opératoire; une de ces séries est l'amplification des planches de Ricord; une autre série, composée de 25 toiles hautes de cinq pieds sur trois, est spécialement consacrée à la lithotomie; elle reproduit tous les temps des différentes méthodes en usage pour l'opération de la taille; pour une seule méthode, ont été faites plusieurs planches indiquant la position du bistouri et la section des diverses couches de tissus à traverser, en sorte que non-seulement l'opération est pratiquée devant les élèves (ce qui, au fond, ne leur apprend presque rien, car de leurs places ils ne peuvent rien distinguer nettement), mais ils suivent, au moyen de ces planches, la marche de l'instrument tranchant et comprennent ainsi, sans effort d'imagination, les raisons anatomiques qui militent en faveur de tel ou tel procédé. S'il s'agit d'un chapitre quelconque d'histologie, de pathologie ou d'anatomie, le professeur procède de la même façon : il prouve, pour ainsi dire, ce qu'il avance par des planches, et l'élève retient ce qui lui est enseigné parce qu'il *voit*.

J'ai examiné plusieurs collections de ces toiles peintes; chaque professeur en possède un grand nombre; elles sont fort bien exécutées : quelques-unes sont payées plus de cent francs à des artistes dont ce genre de travail est la spécialité.

Ce procédé d'enseignement mériterait d'être adopté chez nous; sans lui, certains cours sont forcément fastidieux, et pour le professeur et pour les élèves, quels que soient le talent de l'un et l'application des autres.

Les professeurs ne sont pas nommés au concours; mais comme la réputation de l'école dépend du succès de l'enseignement, que le nombre d'élèves est en raison directe du mérite des professeurs, que les émoluments du corps enseignant n'ont rien de fixe, mais sont uniquement le produit des rétributions scolaires, la faculté a grand intérêt à se recruter le mieux possible, à faire même des avantages exceptionnels à tel professeur jouissant d'une grande célébrité.

D'un autre côté, les savants qui ont une aptitude particulière pour telle ou telle branche des sciences médicales s'y adonnent sans crainte; la multiplicité des écoles augmente le nombre de chaires, et tout professeur *assistant* ou *lecturer* qui a su faire preuve d'un réel talent, est certain d'être appelé jeune encore au professorat par l'une des écoles rivales.

La concurrence a donc pour résultat heureux d'encourager la carrière professorale et d'exercer une féconde émulation entre les membres du corps enseignant.

Quant à la durée des études, elle est insuffisante; mais il serait inutile de la fixer si la nécessité de subir des examens sérieux forçait les étudiants à ne se présenter qu'avec des connaissances solides devant un jury indépendant, parce qu'il serait nommé par l'Etat.

Une autre conséquence de la liberté est la création d'associations médicales, destinées à établir une barrière contre le charlatanisme et à garantir le corps médical de l'anarchie et du désordre.

II

DES ASSOCIATIONS MÉDICALES.

La plupart des professions doivent être laissées sous le régime d'une liberté complète, au grand avantage de la société, parce que chacun peut défendre ses intérêts, comprendre l'importance de ses transactions, et que si une fraude ou une erreur est commise, le dommage se résume en une perte matérielle.

La profession médicale doit, par sa nature, occuper une place à part; elle réclame des études approfondies. Chacun le sait, et néanmoins chacun a la prétention d'y connaître quelque chose; si un charlatan vient avec adresse et aplomb affirmer à un homme très-malade qu'il le guérira, il a de grandes chances de capter sa confiance; cependant, une faute ou une erreur entraîne des conséquences graves, peut coûter même la vie. C'est en vertu de cette tendance de l'esprit humain qu'il faut, dans l'intérêt général, que la médecine soit exercée uniquement par des hommes instruits, et que la liberté du public consiste à choisir parmi eux, celui qui inspire à chacun le plus de confiance. Il faut exiger de ceux qui professent l'art médical des études solides et une parfaite honorabilité [1].

Aux Etats-Unis, le régime de la liberté absolue a pour inconvénient de faciliter singulièrement les fraudes; c'est à cause de cela que ce pays, si étonnant par les contrastes, est pénible à habiter; on y vit dans un état de méfiance perpétuelle envers tous ceux dont on ne connaît pas exactement les antécédents; on y rencontre des hommes poussant la probité jusqu'aux limites du rigorisme le plus absolu, et à côté d'eux des coquins d'une audace inouïe. Libre au premier savetier venu de se faire appeler duc, général ou docteur. Non-seulement l'usurpation des titres est parfaitement licite, mais tous les journaux contiennent des annonces médicales qui, en France, conduiraient leurs auteurs infailliblement en police correctionnelle, ou même en cour d'assises, avec l'assentiment des plus fougueux défenseurs de la liberté.

C'est ainsi que tous les numéros du journal le plus répandu aux Etats-Unis, le *New-York Herald*, contiennent les annonces suivantes :

« D[r] et Mrs Brougthon peuvent être consultés sur l'astrologie et la médecine. »

[1] Il est nécessaire que le titre de docteur en médecine ne soit obtenu qu'après des examens sérieux. Si le temps et le travail indispensable pour acquérir une instruction médicale solide ont pour résultat de diminuer le nombre des docteurs, cela n'a pas grand inconvénient ; il y en aura toujours assez dans les villes. Quant aux médecins munis seulement du titre d'officier de santé ou de bachelier en médecine, qu'ils soient tenus de s'établir dans les centres de population ayant moins de cinq mille âmes: alors ils n'achèteront plus des diplômes d'Iéna, de Palerme, de Rio-Janeiro, etc., pour se faire passer comme docteurs aux yeux du public des grandes villes en éludant la loi ; et d'autre côté, les populations des campagnes obtiendront par ce moyen des médecins en nombre suffisant.

« M. Mauriceau, docteur en médecine, professeur de maladies des femmes (trente ans de pratique), garantit un certain soulagement aux dames, quelle qu'en soit la cause, sans douleurs et sans inconvénients. »

« Aux dames : le Dr Powers vous soulagera immédiatement; moyens puissants, infaillibles; circulaires confidentielles. »

La liste est longue, mais ces trois exemples suffisent pour montrer jusqu'où peut aller la turpitude d'individus prenant le titre de docteur en médecine pour exercer une industrie criminelle.

Grâce aux associations, les véritables membres du corps médical se distinguent nettement des charlatans, et le public américain, habitué à apprécier l'honorabilité individuelle, ne s'y trompe guère.

Les sociétés médicales sont très-nombreuses; c'est ainsi qu'entre New-York et les villes voisines, on peut en compter près de cinquante; la plus importante est l'*Académie de médecine de New-York;* elle est composée de membres résidants, non résidants, correspondants et honoraires.

L'académie examine, mais sans caractère officiel, tout ce qui concerne : 1° l'étude des sciences médicales; 2° l'honorabilité de la profession; 3° le perfectionnement de l'éducation médicale; 4° l'amélioration de la santé publique.

Parmi les correspondants se trouvent L. Agassiz, G. Andral, E. Barthez, P. Dubois, Th. Ricord.

Au-dessus de toutes les sociétés locales est placé l'*American medical association*, composée de membres permanents et des délégués de toutes les sociétés médicales, écoles de médecine, hôpitaux, hospices et autres établissements médicaux de bonne réputation (*of good standing*) fondés dans les Etats-Unis, et de la société médicale américaine de Paris. La médecine militaire et la médecine navale y sont également représentées.

L'association tient une réunion au mois de mai de chaque année, qui a lieu tantôt dans une ville, tantôt dans une autre, sous la direction d'un bureau nommé pour un an.

Celle de 1866 avait Baltimore pour siége; les questions suivantes étaient à l'ordre du jour :

1° Organisation de la session annuelle.

2° Publication des actes de la société.

3° Rapport sur les prix.

4° De l'éducation médicale.

5° De la littérature médicale.

6° Nécrologie des médecins américains décédés dans le courant de l'année.

7° De la folie et des établissements pour les aliénés.

8° Des quarantaines.

9° Ligature de l'artère sous-clavière.

10° Trachéotomie dans le croup.

11° Rang du corps médical dans l'armée.

12° Les médecins peuvent-ils prendre des brevets?

13° De l'alcool; son action sur l'homme.

14° De la fièvre de lait.

15° Sur la relation que la doctrine de la corrélation et de la conservation des forces apporte aux conditions physiologiques et pathologiques du système de l'homme.

16° Progrès de la médecine.

17° De la diphthérie.

18° Comparaison entre la vie à la ville ou à la campagne.

19° Drainage des villes ; son influence sur la santé.

20° Quels sont les effets de la civilisation sur la durée de la vie humaine ?

21° Des désinfectants.

22° La vaccination doit-elle être rendue obligatoire ?

23° Sur la hernie étranglée.

24° Causes et pathologie de la pyémie.

25° De l'emploi de « l'emplâtre de Paris » en chirurgie.

26° Rapports étiologiques et pathologiques sur l'érysipèle épidémique, la diphthérie et la scarlatine.

27° Météorologie, topographie médicale et épidémies.

28° Des intérêts professionnels et des règlements applicables à la médecine.

Chacune de ces questions avait été élaborée par une commission spéciale, avant d'être traitée en séance générale.

L'American medical association exerce déjà une influence considérable ; il est à souhaiter que cette influence s'étende encore, et que la société prenne une position assez forte pour exercer une réelle autorité dans les cas où la non-intervention du gouvernement se fait regretter, où la nécessité d'un pouvoir unique se fait sentir, comme en ce qui concerne le programme des études médicales, le niveau des examens, la collation des grades.

Parmi les associations locales, il en est une qui m'a intéressé tout particulièrement : c'est le *College of physicians*, de Philadelphie, ayant pour devise : *Non sibi sed toti*, et fondé en 1787.

Voici quelques extraits de ces règlements.

Le collége est composé de membres et de correspondants. « Les membres doivent être des praticiens jouissant d'une bonne réputation, résidant à Philadelphie, et être âgés de vingt-quatre ans au moins.

« Les correspondants sont choisis parmi des médecins distingués, demeurant en dehors. On ne pourra prononcer l'admission d'aucune personne qui donne son appui à un système particulier de pratique, qui s'efforce d'ébranler ou d'affaiblir la confiance du public dans la science de la médecine, ou de la profession médicale; ou qui par des annonces ou des moyens de réclame, se pose comme ayant des qualités supérieures pour le traitement des maladies, ou d'une maladie en particulier, ou d'une classe de maladies; ou qui possède un brevet ou une part de brevet pour un instrument chirurgical, ou qui entre dans des arrangements particuliers avec un pharmacien en vue d'un bénéfice ou d'un patronage professionnel, ou qui donne la formule d'une prescription à un pharmacien, tout en la refusant aux autres; qui fait trafic de remèdes secrets ou qui les recommande; et tout membre ou correspondant qui après avoir été admis se rendrait coupable d'un des actes susmentionnés sera par ce seul fait, destitué par le comité des censeurs. »

Depuis la fondation du *College of physicians*, en 1787 treize membres ont été exclus pour forfaiture.

La société possède au centre de Philadelphie un immeuble construit sur un plan vaste et commode; cet édifice contient un musée anatomique et pathologique fort riche, portant le nom de son fondateur le Dr Mütter; une alle de réunion, une salle de conférences, une salle de ecture et de travail et enfin une magnifique bibliohèque.

Le docteur Mütter a donné de son vivant une somme onsidérable pour établir le musée anatomique qui porte on nom, et il a légué au collége une somme suffisante our l'augmentation des collections et le traitement d'un onservateur. Plusieurs autres donations ou legs ont pernis à cette institution d'offrir à ses sociétaires toutes les acilités possibles pour se réunir entre eux et pour obenir tous les journaux et autres publications médicales.

La bibliothèque est dotée, dès leur apparition, de tous es ouvrages publiés dans les différents pays; il suffit qu'un membre en fasse la demande. J'y ai remarqué une collection complète des thèses de la faculté de Paris.

Les séances du collége ont lieu le premier mercredi de chaque mois; à celle de janvier, les censeurs, le comité de la bibliothèque, celui du musée Mütter et de la salle des conférences font leur rapport annuel. La séance de février est plus spécialement consacrée au rapport sur la météorologie médicale et les épidémies.

En mars, tous les trois ans, un membre est spécialement désigné pour traiter un point de pathologie chirurgicale; toutes les facilités lui sont données pour les recherches nécessitées par ce travail; il doit consacrer au moins dix séances à l'exposition du sujet choisi par lui-même; les membres de la société sont admis gratuitement, quant aux autres auditeurs, ils sont assujettis à un droit de 5 à 10 dollars suivant le taux fixé par l'orateur lui-même. Si le comité fait un rapport favorable sur le succès des dites *lectures*, l'orateur reçoit une somme de 200 dollars à titre de récompense. Le comité a le droit de prêter la salle des conférences lorsqu'il le juge à propos.

Les membres du collége ont le droit d'emporter chez eux des livres de la bibliothèque en nombre déterminé et pour une période maximum de quinze jours.

A la suite des statuts du *College des physicians* se trouve un *Code de devoirs réciproques des médecins et des malades*, œuvre tout à fait originale que je n'ai pas hésité à traduire en entier malgré sa longueur[1].

Deux établissements scientifiques fort importants dépendent du gouvernement central des Etats-Unis à Washington; ce sont : la direction de la médecine militaire et l'Institution smithsonienne.

Avant la grande guerre de la sécession, les Américains n'avaient presque pas d'armée et la médecine militaire était peu de chose. La formidable guerre de la sécession a nécessité l'organisation presque instantanée d'un corps de chirurgiens. Depuis la paix, le pays cicatrise lentement ses blessures, tout est rentré dans l'ordre, mais l'empreinte laissée par cette terrible lutte reste encore. Chaque homme valide avait dû entrer dans l'armée; presque tous les membres du corps médical avec lesquels je me suis trouvé en rapport, professeurs, praticiens, jeunes docteurs ont presque tous été attachés, pendant un temps plus ou moins long, soit aux corps d'armée, soit aux ambulances et aux hôpitaux.

[1] Voir à l'Appendice, page 65 et suivantes.

Le service de santé, qui avant la guerre, n'existait pour ainsi dire pas, a fonctionné fort mal au début, mais bientôt de tels progrès ont été réalisés dans l'organisation matérielle, soit par le gouvernement, soit par la commission sanitaire des Etats-Unis, les chirurgiens ont montré tant d'habilité et de hardiesse que les résultats obtenus n'ont pas été l'un des côtés les moins curieux et les moins remarqués dans cette crise de la grande république.

Toute une bibliothèque d'ouvrages de médecine, d'hygiène et de statistique militaire a été publiée en Amérique pendant et après la guerre. Le docteur Evans a traduit en français un livre sur *la commission sanitaire des Etats-Unis* et un *Essai d'hygiène et de thérapeutique militaire*. On peut aussi consulter sur le même sujet ma brochure : *Condition sanitaire des armées pendant les grandes guerres contemporaines*, divers articles du Dr Lefort, publiés dans la gazette hebdomadaire, et enfin, les *Etudes statistiques* sur les résultats de la chirurgie conservatrice, d'après les guerres de Crimée et des Etats-Unis, par le Dr Spillmann dans les *Archives générales de médecine*.

Comme presque toute l'armée, la plupart des chirurgiens ont été licenciés après la guerre ; de cette façon, il en est rentré un si grand nombre à la fois dans la vie civile que quelques-uns ont eu de la peine à trouver une installation convenable.

Au point de vue de la chirurgie, ce que cette guerre a légué de plus intéressant est le magnifique musée pathologique de Washington, sans contredit le plus curieux, le plus instructif et le plus complet qui soit au monde. Il est immense et contient des collections de fractures, luxations, résections de toutes sortes, provenant, soit des champs de bataille, soit des hôpitaux militaires. Il est à souhaiter pour les Américains qu'ils n'aient plus jamais l'occasion de créer un musée semblable; que de poudre, que de morts et de blessés, il a fallu pour remplir toutes ces vitrines!

Le bâtiment dans lequel le musée est établi était auparavant un théâtre; c'est là que Lincoln fut assassiné; on a voulu que l'édifice témoin de cet horrible crime ne fût plus un lieu de plaisir, et le théâtre a été transformé en musée anatomique. Le directeur du musée est le Dr W. Woodward, qui a changé les occupations de chirurgien en campagne pour celle, beaucoup plus paisible, de micrographe. La collection de préparations histologiques, œuvre de M. Woodward et de ses aides, est énorme. Plusieurs de ces préparations ont été reproduites, avec un fort grossissement, dans un album photographique d'histologie que je crois unique dans son genre.

Dans le même local est le service central de statistique médicale, sous la direction du Dr Barnes, et celui des observations météorologiques recueillies dans les postes militaires disséminés sur la vaste étendue de la confédération.

La construction des thermomètres et le système des psychomètres employés m'ont paru laisser beaucoup à désirer; mais la question est trop spéciale pour m'y arrêter ici.

L'Institution smithsonienne n'est pas une fondation spécialement médicale; néanmoins, elle mérite d'être signalée en raison des services importants qu'elle rend à la science.

Cette institution existe en vertu des dispositions testamentaires de Smithson, qui a légué une fortune considérable au gouvernement des Etats-Unis dans le but de fonder à Washington, sous le nom d'Institution smithsonienne, un établissement destiné à aider au progrès et à la diffusion des sciences, en stimulant par des récompenses les hommes de talent auteurs de travaux originaux; en consacrant une certaine somme à provoquer des recherches déterminées sous la direction d'hommes compétents; en publiant des séries de rapports périodiques sur les différentes branches des connaissances humaines, et en éditant, lorsque cela est opportun, des traités sur des sujets d'un intérêt général.

Voici quelques exemples des travaux accomplis avec le concours de l'institution :

Réseau d'observations météorologiques sur tout le territoire des Etats-Unis.

Recherches d'histoire naturelle, de géologie et de topographie, destinées à la confection d'un atlas physique du pays.

Solution de problèmes de physique.

Travaux de statistique portant sur des sujets de sciences physiques, de morale et d'économie politique.

Recherches historiques et ethnologiques.

Le palais construit spécialement par la *Smithsonian institution* renferme un musée anatomique, géologique et ethnologique, une bibliothèque et des archives. Les publications de la société sont précieuses; les revenus considérables dont elle dispose (3 à 400,000 fr.) lui permettent de rendre à la science d'immenses services.

Le nombre des fondations scientifiques est considérable en Amérique. M. Peabody a laissé dans ce but un million de dollars à la ville de Baltimore. Un habitant de Philadelphie, Français d'origine, M. Girard, a légué dans le même but une somme énorme.

La ville de New-York renferme également plusieurs institutions et bibliothèques qui non-seulement répandent l'instruction, mais facilitent singulièrement les recherches des savants; la bibliothèque fondée par Jacob Astor contient cent mille volumes, mais l'établissement de cette nature qui m'a semblé rendre le plus de services est le *Public library*, de Boston. Non-seulement ce vaste édifice est ouvert aux lecteurs chaque jour, de neuf heures du matin à dix heures du soir, mais les Bostoniens âgés de plus de quatorze ans obtiennent l'autorisation, lorsqu'ils sont honorablement connus, d'emporter des volumes chez eux pour un certain nombre de jours; l'administration achète immédiatement tous les livres intéressants qui paraissent : il suffit qu'ils soient demandés par un habitant de la ville. Chaque mois, elle publie un catalogue des volumes nouvellement achetés; chacun peut se le procurer moyennant *deux cents*[1]. Le budget annuel de la bibliothèque s'élève à 50,000 dollars.

J'ai été surpris de voir le grand nombre de livres français et allemands ajoutés chaque mois à la collection.

La classification des volumes par idiome donne les chiffres suivants :

[1] Le cent est la centième partie du dollar; il vaut cinq centimes.

Livres anglais,	59	pour cent.
— français,	18	»
— allemands,	9	»
— italiens,	8	»
— latins,	4	»
Autres langues,	2	»

On voit que notre littérature est largement mise à contribution. « Il est à espérer, lit-on dans le rapport annuel de 1867, que plus la bibliothèque s'agrandira, plus l'attention se portera sur la littérature étrangère pour y puiser tout ce qui mérite d'y être recueilli. »

Le *Public library* permet aux médecins de se tenir au courant de la littérature médicale du monde entier; elle vient ainsi puissamment en aide aux institutions uniquement médicales, et montre une fois de plus la munificence avec laquelle les Américains facilitent pour tous la diffusion des lumières.

III

DES ÉTABLISSEMENTS HOSPITALIERS.

Les premiers hôpitaux établis aux États-Unis ont eu pour origine des legs et des dotations qui, pendant de longues années, ont été leurs seules ressources.

L'esprit d'association qui préside à toutes les institutions américaines ne pouvait manquer de provoquer de nombreuses fondations charitables; la ville de Philadelphie en renferme soixante-six, celle de New-York un chiffre presque égal; les autres cités sont relativement aussi riches.

Néanmoins, les établissements dus seulement à l'initiative privée sont bientôt devenus insuffisants; la création d'hôpitaux municipaux a été commandée par l'accroissement énorme de la population des grandes villes, et principalement par la misère et l'incurie des émigrants irlandais, qui forment le principal contingent des hôpitaux. L'organisation de ces établissements est peu connue en France, ce qui m'engage à en parler plus longuement que ne l'exige l'objet principal de ce travail.

Comme pour les écoles de médecine, Philadelphie est la première ville du Nouveau Monde qui ait possédé un hôpital.

Le *Pennsylvania Hospital* fut bâti en 1754 sur un terrain donné à cet effet par Thomas et Richard Penn : le président du comité fondateur était l'illustre Benjamin Franklin ; cet hôpital existe encore : il contient seulement deux ou trois cents lits affectés surtout à la chirurgie et renferme l'amphithéâtre des cliniques de l'université. Comme dans la plupart des hôpitaux américains, les médecins et chirurgiens sont nommés directement par le comité directeur; chacun d'eux est chargé d'un service pendant trois et quatre mois seulement chaque année; ils ne reçoivent aucune indemnité et remplissent leurs fonctions avec beaucoup de zèle.

En dehors de la ville, existe un établissement municipal beaucoup plus considérable, *Alms House*, renfermant une population de près de deux mille malades ou infirmes.

L'*Alms House* est divisé en plusieurs sections, affectées les unes à la médecine, à la chirurgie ou aux accouchements, les autres aux aliénés et aux vieillards.

Les fonctions d'interne sont remplies par de jeunes docteurs, *resident physicians*, qui sont nommés pour quinze mois seulement, pendant lesquels ils sont attachés trois mois à un service de chirurgie, six mois à un service de médecine, trois mois aux vénériens, trois mois aux accouchements. Le nombre des vénériens est considérable; les malades de race nègre sont très-nombreux et paraissent plus particulièrement exposés aux accidents les plus ɛrribles de la période tertiaire de la syphilis. Dans les alles d'accouchement, le médecin *résident* qui avait obligeance de me servir de guide me fit remarquer le ype presque blanc des enfants nés d'un blanc et d'une égresse, tandis que ceux qui ont pour auteurs un noir t une femme blanche ont la couleur de la peau et les raits de la race africaine; évidemment, l'influence du ère est prépondérante.

Lorsqu'une nouvelle accouchée n'a pas de moyens 'existence, elle est gardée pendant un mois avec son ourrisson dans les salles d'accouchement, puis est reçue lans une autre partie de l'hôpital jusqu'à l'époque du serage de l'enfant; ce système diminue dans des proporions énormes la mortalité des nouveau-nés.

Les salles, ainsi que les cours de l'*Alms House* de Philadelphie, sont dans un état de saleté qui devrait faire honte aux administrateurs; il paraît que la nomination le ceux-ci dépend des élections politiques; or, partout où la direction, soit des hôpitaux, soit des douanes ou d'autres administrations, est livrée en proie à un parti politique, elle laisse beaucoup à désirer et donne lieu à de graves reproches; heureusement que la plupart des hôpitaux sont à l'abri de ce danger, et que les comités nommés par les donateurs et souscripteurs de ces institutions publient chaque année un compte rendu d'une scrupuleuse exactitude sur l'objet de leur gestion.

L'établissement le plus remarquable que renferme la Philadelphie est le *Pennsylvania hospital for the Insane*, consacré spécialement aux aliénés, établissement qui admet un certain nombre de malades indigents, mais qui, néanmoins, ressemble plus à une maison de santé qu'à un hospice.

Son médecin en chef et directeur, le Dr Thomas Kirkbride, a eu l'obligeance de me montrer cette institution dans tous ces détails.

Les bâtiments, parfaitement emménagés, sont entourés de jardins; les malades, tout en étant soumis à une surveillance constante, jouissent d'autant de liberté qu'il est possible de leur en laisser suivant le degré de leur maladie.

Il n'existe en Pensylvanie aucune loi en ce qui concerne les aliénés; cependant le besoin ne s'en fait guère sentir, à cause de l'autorité et du tact du médecin en chef, des inspections fréquentes du comité directeur et de la facilité avec laquelle on obtient de visiter tout l'établissement.

Les formalités exigées par la direction médicale pour l'admission des malades, consistent en un certificat du médecin et en une demande signée par un parent du malade, qui sont tenus l'un et l'autre de répondre, en outre, à un questionnaire concernant le malade[1].

La musique, les promenades et la gymnastique sont, parmi les moyens employés, ceux qui paraissent avoir la plus heureuse influence sur l'état des malades.

Parmi les établissements hospitaliers, il serait difficile d'en trouver un plus confortable que le *Massachussets general hospital* : les salles vastes et bien aérées contiennent chacune un petit nombre de malades seulement; il existe

[1] Voir à l'Appendice, note H, pages 86 et suivantes.

aussi des chambres particulières; les médecins ont le droit de recevoir les malades venant de partout; aussi le service contient-il beaucoup plus de cas chirurgicaux intéressants que la contenance de l'hôpital ne le ferait supposer. L'amphithéâtre de clinique a été construit dernièrement, il est de plain-pied et se trouve réuni à l'hôpital par une galerie vitrée; la salle est semi circulaire, éclairée par en haut et de plus par des jours latéraux.

Le professeur Bigelow place ses malades pour les opérer sur un fauteuil-lit articulé, qui permet de donner une position plus ou moins inclinée, tout en fixant solidement le malade et en permettant de le détacher instantanément.

A côté de la clinique est une salle destinée à recevoir les patients immédiatement après qu'ils ont été opérés; lorsque les premiers pansements sont terminés, que l'ébriété du chloroforme est passée, que le malade ne peut plus troubler et impressionner fâcheusement ses voisins, alors seulement il est transporté sur un lit roulant, jusqu'à une trappe ascendante qui le dépose sans secousse à l'étage où il doit attendre sa guérison.

On conserve, dans la salle de clinique, l'éponge qui servit à Warren, en 1846, à donner la première éthérisation; il agissait suivant les conseils de Morton qui découvrit l'anesthésie.

L'insuffisance du *Massachussets general hospital* eu égard à la population de Boston, a nécessité la création d'un autre local, le *City Hospital*. Ce dernier est tellement beau et renferme tant d'innovations de tout genre, qu'il semble fait pour dégoûter de la manie des perfectionnements.

Il se compose d'un bâtiment central rappelant le dôme des Invalides, ayant 80 pieds sur 60 de surface et 148 de hauteur; le rez-de-chaussée est destiné aux communs; le premier étage, au logement du directeur; le second, à des chambres pour des malades payants; enfin, le troisième plan, immédiatement sous la coupole, est disposé en amphithéâtre de clinique.

Une double colonnade monumentale relie le bâtiment central aux deux pavillons destinés aux salles de malades; celles-ci sont belles et bien disposées; chaque salle a 80 pieds de long sur 27 de large et contient 28 malades; l'hôpital possède en tout 225 lits.

Enfin, en arrière et à 300 pieds du dôme central est le bâtiment de la machine à chauffage et à ventilation. Tout cela est fort joli, mais très-incommode; c'est un voyage pour descendre d'une salle de malades, traverser la colonnade, puis monter à l'amphithéâtre; quant à l'appareil de ventilation, il est tellement compliqué, tellement éloigné des salles, si coûteux à entretenir qu'on a dû renoncer à l'utiliser. Il serait curieux de connaître à quelle somme d'argent revient chaque lit dans un hôpital aussi somptueux. Il est vrai que la prospérité de la ville de Boston lui permet mieux qu'à d'autres de supporter des dépenses de luxe, d'autant plus que les dépenses utiles ne sont pas négligées.

Le Métropolitan board of health, répondant un peu à notre conseil d'hygiène et de salubrité, remplit ses fonctions si utiles avec le plus grand soin. Sous le rapport de la propreté, Boston ne mérite pas du tout les mêmes reproches que New-York; elle est par excellence la ville de l'ordre et de la statistique, et à ce propos le relevé de la mortalité se fait avec un soin remarquable. En voici un exemple :

Décès dans la ville de Boston pendant la semaine finissant le samedi 1er août 1868.

Sexe masculin, 80; sexe féminin, 78. Accidents, 4; apoplexie, 1; inflammation d'entrailles, 2; commotion cérébrale, 1; paralysie générale, 2; bronchite, 1; cancer, 1; choléra infantile, 58; chorée, 1; phthisie pulmonaire, 14; convulsions, 4; croup, 3; cachexie, 3; diarrhée, 9; diphthérie, 1; hydropisie, 1; hydrocéphale, 4; dyssenterie, 6; fièvre scarlatine, 2; fièvre typhoïde, 2; maladies du cœur, 2; cachexie infantile, 5; maladies des reins, 2; congestion pulmonaire, 2; pneumonie, 4; marasme, 2; rougeole, 1; sénilité, 1; péritonite, 1, péritonite puerpérale, 2; scrofule, 1; fièvre de dentition, 2; tétanos, 2; tumeurs, 2; inconnus, 9.

Au-dessous de 5 ans, 108; — de 5 à 20 ans, 10; — de 20 à 40 ans, 18; — de 40 à 60 ans, 17; — de plus de 60 ans, 5;—natifs des Etats-Unis, 134;—Irlande, 17; — autres pays, 7. (Extrait de *The Boston medical and surgical Journal.*)

Ces renseignements placés dans un journal de médecine n'ont pas l'inconvénient d'être connus de tout le monde, mais sont ainsi à la portée de ceux qui sont particulièrement chargés par l'exercice de leur profession de surveiller l'hygiène et la santé publiques.

L'importance du port de New-York, la masse d'émigrants qui y arrivent continuellement et la nombreuse population flottante de cette immense cité rendaient indispensable une organisation hospitalière complète. Là, plus que partout aillleurs, la charité privée ne pouvait pas suffire aux besoins.

Les deux institutions sanitaires de New-York qui sont les plus intéressantes sont le *Metropolitan board of health* et le *Board of public charities and correction.*

Le *Metropolitan board of health* ne date que de l'année 1866; il a été créé dans le but de protéger la vie et la santé publiques, et de combattre la propagation des maladies.

Cette commission, comprenant un *superintendant* et plusieurs administrateurs, jouit de vastes attributions comprenant à la fois celle de nos comités d'hygiène et de salubrité, des logements insalubres, ainsi qu'une partie des fonctions réservées chez nous aux officiers de l'état civil, et aux directeurs de l'assistance publique et de la police.

Malgré la forme démocratique du gouvernement, et la nouveauté de cette institution, la commission possède déjà un pouvoir fort étendu et qui tend chaque jour à grandir. Avec leur bon sens pratique, les Américains ont compris qu'il existe de nombreuses questions d'hygiène devant être tranchées nettement dans l'intérêt général, et c'est grâce à l'influence de cette commission que New-York commence à posséder une bonne voirie, un état civil régulier, et qu'on a obtenu l'élucidation de ces problèmes sociaux dont l'importance est capitale pour la santé et la morale publiques.

Chaque année, de nouvelles lois rendues par « le peuple de New-York représenté par le sénat et l'assemblée » règlent et augmentent les attributions du ***Board of health***.

La législature de l'Etat de New-York reçoit également, chaque année, le rapport des administrations des hôpitaux et des établissements de correction, ***Public charities and correction***.

Il y a quelque chose qui choque dans cette association administrative de la misère et du vice; mais dans la pratique, cette administration commune ne présente aucun inconvénient. Elle a même sa raison d'être, et les malades ne sont jamais confondus avec les prisonniers.

La commission est chargée du soin et de la surveillance de quatre classes d'institutions.

1° Prisons pour l'internement provisoire des malfaiteurs pénitentiaires.

Workhouse (espèce de dépôt de mendicité).

2° Hospices de vieillards et incurables.

Asile pour les aveugles.

Maison pour les buveurs.

3° Hôpitaux.

4° Enfants trouvés.

Pendant l'année 1867, ces divers établissements ont reçu plus de quatre-vingt-dix mille individus.

Le rapport annuel [1] contient une foule de détails intéressants sur l'organisation de chacun de ces établissements; il renferme une analyse sobre et impartiale des

[1] *Eight annual report of the commissioners of public charities and correction New-York for the year* 1867. Albany, 1868.

résultats obtenus dans l'année, et discute ou propose les innovations à introduire.

Nous ne parlerons ici que de l'hôpital de Bellevue et des nombreux établissements réunis dans l'île de *Blackwells*, vaste propriété appartenant au comté de New-York, et située au milieu de la rivière de l'Est, formant l'une des embouchures du magnifique fleuve Hudson.

Les étudiants désirant suivre soit la clinique de l'hôpital de Bellevue, soit celles de l'hôpital de la Charité, dans l'île, y sont tous admis, quelle que soit l'école à laquelle ils se rattachent.

En voici la liste pour l'année 1767-68 :

Nom des écoles de médecine.	Nombre des étudiants assistant aux cliniques de Bellevue.
Collége médical de l'hôpital de Bellevue .	338
Collége des médecins et chirurgiens . .	176
Département médical de l'université . .	32
Collége homéopathique	31
Collége médical éclectique	8
Collége de thérapeutique et d'hygiène. .	1
Collége médical de New-York pour les femmes.	11

Les services chirurgicaux de l'hôpital de Bellevue sont très-actifs ; la plupart des victimes des accidents et des attentats survenant à New-York sont transportées par les soins de la police à cet hôpital. Les salles sont très-propres, les lits sont placés à quelque distance des murs et sans rideaux ; ils sont en fer et sont garnis uniquement d'une paillasse. Il paraît que les malades ne se plaignent pas de ce système tout à fait primitif, qui offre comme avantage le bon marché et la facilité de l'entretien, puisqu'il ne s'agit que de renouveler la paille.

Le service d'accouchement est aussi fort actif; le nombre des naissances s'y élève annuellement à près de six cents; il n'y a pas de berceaux : chaque enfant couche avec sa mère. Un amphithéâtre de clinique, situé au second étage, sert de chapelle pour les malades chaque dimanche.

Les affections contagieuses ne sont pas traitées à l'hôpital de Bellevue; un bâtiment spécial leur est consacré à l'île de Blackwells. Cette île est reliée à Bellevue par un bateau à vapeur spécialement affecté au transport des prisonniers, des malades, des employés, des étudiants et des médecins se rendant aux divers établissements qui y sont installés.

L'île a quatre milles de longueur sur un mille de largeur; elle contient cent vingt acres de terrain.

Les deux bras de la rivière qui l'entourent sont assez profonds pour permettre la navigation aux navires du plus fort tonnage; de vastes jardins et des terres cultivées séparent les bâtiments dont voici l'énumération : Hôpital de la charité, Pavillon des varioleux, Hospice des enfants trouvés, Hospice des incurables, Hospice des épileptiques, Hospice des paralytiques, Maison des aliénés, Hospice des vieillards, Dépôt de mendicité et de correction pénitentiaire.

Des établissements moins importants ont été construits dans deux îles voisines plus petites; l'île de Ward contient une maison destinée à recevoir les ivrognes, et un hôpital pour les émigrants; l'île de Randall est réservée aux enfants abandonnés ou idiots qui ont dépassé l'âge de deux ans.

La réunion de toutes ces maisons, dont la nombreuse population vit, en définitive, des deniers publics quoique par des motifs différents, présente de sérieux avantages.

L'espace est assez grand pour que les habitants de chaque catégorie soient complétement indépendants des autres sections; la direction générale et la surveillance sont beaucoup plus faciles et les frais de main-d'œuvre sont considérablement diminués; toutes les corvées pénibles, charroi, culture, voirie, etc., sont exécutées à certaines heures par les prisonniers, sous la surveillance de leurs gardiens; les travaux d'aiguille, de blanchissage, etc., sont centralisés dans le *workhouse*.

Le *Charity hospital* n'est pas consacré spécialement aux vénériens, mais il en contient un grand nombre des deux sexes. Les femmes sont, en général, des prostituées; lorsque leur guérison est considérée comme définitive, on les envoie, sous prétexte de châtiment, pendant un mois au workhouse, afin d'être d'autant plus sûr qu'elles ne pourront plus propager la syphilis quand elles seront rendues à la liberté; ce qui est fort important puisque, hors des hôpitaux, ces femmes ne sont soumises à aucune visite.

Chaque année se fait sentir davantage la nécessité de surveiller de plus près tout ce qui forme la population dégradée et vagabonde de New-York, on peut lire plus loin quelques extraits du rapport de la commission[1].

Les maisons destinées aux aliénés et aux incurables ne présentent rien à noter; quant à l'hospice des enfants trouvés, il m'a laissé une impression des plus pénibles; on y voit une quantité de pauvres petits êtres dont au moins la moitié ont ces traits flétris des enfants qui meurent de faim petit à petit. Un ou deux sont confiés à une seule femme, qui nourrit en outre son propre enfant; l'instinct maternel fait que presque toutes donnent la totalité de leur lait à leur enfant et laissent dépérir les nourrissons dont elles sont chargées. Ce spectacle de tous ces malheureux affamés m'avait profondément attristé et indigné dans plusieurs de nos hospices français, mais jamais à ce point-là. Le rapport constate ces faits : « La mortalité des nourrissons a été de 85 p. 100, et si on exclut du nombre des survivants ceux qui sont adoptés, on arrive à reconnaître que presque aucun n'atteint l'âge d'un an. »

La surveillance, depuis quelques mois, est un peu moins mauvaise; néanmoins, voici les chiffres des derniers rapports:

	Nourris par leur mère.	Nourris autrement.
Nombre des enfants restant au 31 décembre 1866	99	72
Reçus en 1867	508	836
	607	908
Sortis.	345	127
Décédés	123	642
Présents	139	152

[1] Voir aux documents, note III, pages 88 et suivantes.

Que de pauvres petites victimes !

L'île de Ward a été réservée à un établissement dont le besoin ne se fait pas sentir en France, où l'ivrognerie est un vice heureusement rare parmi les individus ayant reçu quelque éducation.

L'*inebriate asylum* est un beau bâtiment très-confortablement meublé et installé pour recevoir quatre cents hôtes. Il est spécialement destiné aux personnes des deux sexes qui ont contracté la funeste habitude de boire des liqueurs fortes, et qui viennent, soit de leur propre mouvement, soit sur les prières de leurs familles, séjourner à l'île de Ward, dans l'intention de changer de manière de vivre en se soumettant à un régime sévère, dans un endroit où il leur est impossible, à un moment de faiblesse, de se procurer la bouteille trop chérie.

L'idée est originale et le succès paraît répondre au but si philanthropique qu'on s'est proposé.

Ici finit la tâche que j'ai entreprise; les sujets abordés dans ce travail paraîtront peut-être trop variés; il était cependant difficile qu'il en fût autrement, mon but ayant été de rapporter ici tout ce qui dans les institutions médicales s'éloignait de nos traditions et de nos usages établis.

Deux enseignements doivent ressortir pour nous de cette série d'observations; d'une part, que la liberté même dont jouissent les Américains les a amenés à centraliser dans les mains d'une autorité spéciale la partie la plus importante des services des hôpitaux, à créer de puissantes associations médicales, à fonder de nombreuses et florissantes universités; de l'autre, que pour les études médicales en particulier, les Américains eux-mêmes, tout en désirant conserver la liberté complète de l'enseignement, comprennent que pour en garantir la valeur, l'Etat *seul* peut leur assurer une consécration formelle et conférer des titres sérieux.

FIN.

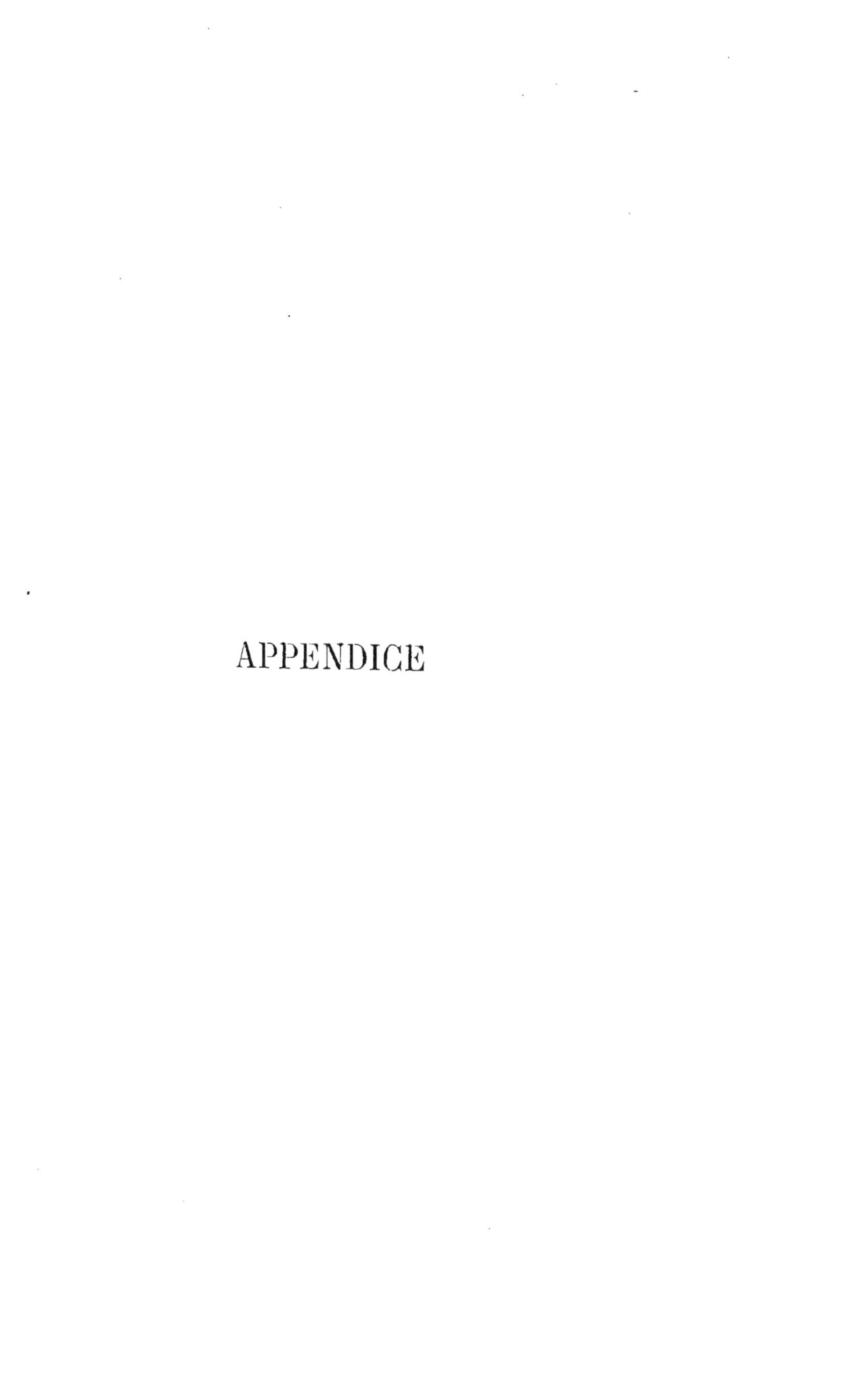

APPENDICE

NOTE I.

CODE MÉDICAL PROFESSIONNEL[1].

DES DEVOIRS DES MÉDECINS ENVERS LEURS MALADES ET DES MALADES ENVERS LEURS MÉDECINS.

ART. I. — *Devoirs des médecins envers leurs malades.*

§ 1. — Un médecin doit être toujours prêt non-seulement à se ›ndre à l'appel des malades, mais il doit être profondément pé-ētré de la grandeur de sa mission et de la responsabilité que ›exercice de sa profession fait reposer sur lui. Ce devoir est d'au-.nt plus grand et délicat que le médecin n'a d'autre tribunal ue sa conscience pour juger un manque de soin ou d'attention. C'est sous l'impression de la responsabilité de ses fonctions ue le médecin doit prendre soin de ses malades. Il doit réfléchir ue c'est de son habileté, de ses soins et de sa probité que dé-endent le bien-être, la santé et la vie de ceux qui lui sont con-és. Il devrait s'efforcer, dans sa manière d'être, d'unir l'affec-on à la fermeté, la condescendance à l'autorité, afin d'inspirer ses clients la reconnaissance, le respect et la confiance.

§ 2. — Le médecin doit traiter tous les cas qui lui sont con-iés avec attention, sang-froid et humanité.

[1] *Charter, ordinances and by-laws of the college of physicians of Phi-adelphia.* — Chap. XIV. *Code of medical ethics*, pages 34 et suiv.

Il doit avoir égard à la dépression morale et être indulgen pour les caprices de ses malades.

Le médecin doit strictement garder le secret, et se montre très-scrupuleux sur la fidélité et l'honneur dans les rapports confidentiels, conséquences de sa profession.

Ce n'est pas seulement dans le cours de la maladie que le médecin est tenu de garder le secret, mais aussi après.

Le médecin ne doit faire connaître ni les affaires privées d'un client ou d'une famille, ni les infirmités naturelles ou les défauts de caractère qu'il a pu observer pendant le cours de ses visites, si ce n'est lorsqu'il y est positivement contraint.

L'observance du secret est si généralement reconnue que des tribunaux ont non-seulement permis à des médecins de garder le secret, mais encore les ont protégés quand ils l'ont fait.

§ 3. — Pour qu'un médecin arrive à se rendre compte de la nature d'une maladie, il doit, en général, visiter souvent le malade, combattre promptement tout symptôme nouveau, et relever le moral du malade.

Mais il doit éviter les visites inutiles qui ne font qu'inquiéter le malade, tendent à diminuer son autorité et peuvent, en certains cas, faire suspecter son désintéressement.

§ 4. — Un médecin ne doit pas se hâter de faire des pronostics sinistres, et jouer le rôle d'un charlatan en exagérant l'importance des soins apportés au traitement de la maladie ; mais on ne doit pas manquer l'occasion favorable d'avertir à temps les amis du malade, quand il y a un danger véritable, et s'il est absolument nécessaire, on doit prévenir le malade lui-même. Toute communication de cette nature étant d'autant plus effrayante, si c'est le médecin qui la fait, celui-ci doit éviter de s'en charger toutes les fois qu'il peut en laisser le soin à une autre personne douée d'assez de tact et de délicatesse. Le rôle du médecin est de relever le malade en lui donnant de l'espoir, de ranimer son esprit abattu, d'adoucir les derniers moments du mourant, de retenir la vie qui s'éteint, de combattre l'influence accablante de ce moment terrible qui jette le trouble dans l'esprit des mieux préparés à la mort. Ce n'est pas seulement par ses paroles qu'un médecin peut abréger la vie d'un malade, c'est encore par ses actions; aussi le médecin doit-il considérer comme un devoir sacré d'éviter tout ce qui pourrait décourager ou abattre le malade.

§ 5. — Un médecin ne doit pas abandonner un malade parce qu'il a perdu tout espoir de le sauver; ses visites peuvent encore être très-utiles; il a une mission importante à remplir, même dans les derniers moments de la maladie, en soulageant les douleurs et les autres symptômes, et en calmant les inquiétudes du malade. Refuser ses soins dans de telles circonstances serait sacrifier (à une délicatesse imaginaire et à une fausse libéralité) un devoir moral qui ne dépend d'aucune considération pécuniaire et s'élève bien au-dessus d'elle.

§ 6. — On doit encourager les consultations dans tous les cas difficiles ou qui traînent en longueur; ces consultations font naître la confiance, l'espoir, et apportent souvent des vues nouvelles dans le traitement.

§ 7. — C'est le privilége du médecin d'avoir l'occasion, en soignant un malade qui souffre des suites de l'inconduite, de pouvoir développer en lui de bonnes résolutions; il ne doit jamais négliger de telles occasions.

S'il sait user de discernement et montrer son attachement à la vertu, tout en prenant intérêt à la santé de la personne à laquelle il s'adresse, loin de la blesser, ses conseils et ses reproches lui feront plaisir.

Art. II. — *Devoirs des malades envers leurs médecins.*

§ 1. — Dans l'exercice de leur profession, les membres du corps médical ont à remplir des devoirs importants, pénibles et difficiles; ils sont souvent appelés à sacrifier leur bien-être et leur santé dans l'intérêt de ceux qui réclament leurs soins; ils ont donc le droit d'attendre et même d'exiger que leurs malades se rendent bien compte des obligations qu'ils contractent envers ceux qui veillent à leur santé.

§ 2. — Le premier devoir d'un malade est de choisir pour son médecin un homme qui a fait des études médicales régulières. Dans toute industrie ou profession, on ne se confie qu'à ceux qui connaissent la partie, et en particulier pour la médecine (qu'on s'accorde unanimement à considérer comme la plus difficile des sciences), on ne doit pas supposer que le savoir vienne de lui-même à l'individu qui prétend l'exercer.

§ 3. — Le malade doit prendre de préférence un médecin qui mène une vie régulière, qui n'est pas tout aux plaisirs de la société ou absorbé par des recherches qui lui fassent négliger les devoirs de sa profession.

Le malade doit, autant que possible, confier le soin de sa personne et de sa famille à un seul praticien ; en effet, un médecin qui est parvenu à bien comprendre toutes les particularités de constitution, d'habitude ou de prédisposition de ceux qu'il soigne, est bien plus certain de réussir dans son traitement que celui qui ne possède pas ces renseignements préalables.

Le malade qui s'est ainsi choisi un médecin doit toujours le consulter, alors même qu'il ne se sent que légèrement indisposé ; souvent, le moindre accident peut avoir les plus terribles conséquences. En cas de maladie grave, il est urgent d'appeler le médecin dès les premiers symptômes. La médecine a souvent été accusée d'imperfection et d'incertitude ; la cause en est presque toujours dans cette négligence que l'on apporte à renseigner suffisamment le médecin.

§ 4. — Quand le malade peut indiquer exactement à son médecin la cause de sa maladie, il doit le faire sans aucune réticence. Ceci est d'autant plus important que certaines maladies, dont le siége principal est dans l'imagination, pourraient être attribuées à des causes externes, tandis que le moral seul est affecté.

Un malade ne doit jamais craindre de faire de son médecin

son ami et son conseiller; il doit toujours se rappeler que sa profession lui enjoint de garder le plus profond secret.

La pudeur et la délicatesse ne doivent pas empêcher les dames de faire connaître à leur médecin le siége, les symptômes ou les causes de ces maladies qui leur sont particulières. Quelque louable que soit une modeste réserve dans les rapports de la vie, elle peut avoir les plus funestes conséquences lorsqu'on y persiste vis-à-vis de son médecin, et souvent une malade peut succomber à un mal pénible qui aurait pu facilement être évité en prévenant le médecin en temps utile.

§ 5. — Un malade ne doit pas fatiguer son médecin de détails qui n'ont pas trait à sa maladie. Dans ce qui a trait aux symptômes, il pourra fournir au praticien beaucoup plus d'informations utiles par des réponses claires et précises que par le récit le plus minutieux de son propre cru.

Le malade ne doit point importuner le médecin en lui racontant ses affaires ou celles de sa famille.

§ 6. — Le malade doit faire promptement et scrupuleusement les ordres de son médecin, et exécuter ses ordonnances quelles que soient ses opinions personnelles sur leur valeur. L'omission d'un petit détail peut rendre dangereux, et même funeste, un traitement qui, suivi à la lettre, eût amené la guérison.

Cette remarque s'applique aussi au régime alimentaire, à la boisson et à l'exercice.

Lorsque les malades deviennent convalescents, ils sont trop portés à croire qu'ils peuvent enfreindre les ordres qu'on leur donne, et il en résulte souvent une rechute.

Les malades ne devraient jamais employer aucun de ces médicaments que peuvent leur recommander des personnes des deux sexes qui se confèrent à elles-mêmes le titre de docteur, et qui prétendent posséder d'infaillibles remèdes contre toutes les maladies.

Quelque inoffensifs que puissent paraître certains de leurs remèdes, ils nuisent toujours en dérangeant l'ordre du traitement commencé.

§ 7. — Un malade devrait, à la rigueur, éviter même les visites d'amitié que pourrait lui faire un autre médecin que celui qui le soigne, et s'il le reçoit, il ne devrait jamais lui parler de sa maladie, car celui-ci pourrait, sans mauvaise intention, faire une remarque qui détruirait la confiance du malade dans le traitement, et lui ferait négliger la direction qu'on lui a donnée. Un malade ne devrait jamais faire appeler un autre médecin en consultation sans en avoir obtenu le consentement formel de celui qui le soigne.

Il est de la plus haute importance que les médecins ainsi appelés agissent avec ensemble ; car si chacun de leurs systèmes peut réussir pris isolément, le mélange de deux traitements peut avoir les effets les plus désastreux.

§ 8. — Quand un malade désire renvoyer son médecin, la simple justice et la politesse exigent qu'il lui fasse connaître ses motifs.

§ 9. — Autant que possible, on doit faire prévenir le médecin le matin, avant l'heure de sa sortie habituelle ; connaissant ainsi d'avance les visites qu'il doit faire dans la journée, il peut diviser son temps de manière que rien ne vienne le déranger.

Sauf le cas de force majeure, on doit également éviter de faire mander le médecin à l'heure de ses repas ou pendant son sommeil.

Les malades devraient toujours être prêts à recevoir leur médecin, car un retard de quelques minutes peut lui causer de grands désagréments.

§ 10. — Une fois rétabli, le malade doit conserver une juste impression de la valeur des services que lui a rendus le médecin ; ces services sont tels qu'on ne saurait les acquitter par une simple rétribution pécuniaire.

DEVOIRS DES MÉDECINS ENVERS LEURS CONFRÈRES ET ENVERS LE CORPS MÉDICAL.

Art. I. — *Devoirs pour maintenir la dignité de la profession.*

§ 1. — Tout individu, en devenant membre du corps médical, a droit aux priviléges et aux immunités dont ce corps jouit, mais en même temps il doit faire tous ses efforts pour maintenir la dignité et l'honneur de la profession et pour étendre le cercle de son action. Il doit observer strictement les règlements du corps médical, et, en parlant de la faculté, éviter toute expression ou toute remarque qui pourrait porter atteinte à la dignité du corps.

Tout en recherchant sans cesse par des moyens honorables à enrichir la science, il doit conserver le respect dû à ceux qui l'ont précédé et qui, par leurs efforts, ont élevé la médecine au point où il la trouve.

§ 2. — On exige des membres du corps médical, plus que de tout autre corps, un caractère et des mœurs irréprochables; tout médecin doit au corps médical et à ses clients de tendre à cette perfection. Sa clientèle l'y oblige : il ne saurait, sans cela, inspirer le respect et la confiance à ses malades; sa profession et sa clientèle l'y invitent également; la science, quelque grande qu'elle soit, ne saurait compenser le manque de principes. Le premier devoir du médecin est de savoir user de tout avec mesure. Son esprit doit toujours être clair, et le médecin, appelé, doit toujours être prêt, avoir la main ferme, l'œil scrutateur et la tête solide; faute d'une de ces qualités, la santé, la vie même d'un malade peuvent être compromises.

§ 3. — C'est déroger à la dignité professionnelle que de recourir aux annonces dans les journaux, aux circulaires, aux affiches, pour attirer l'attention de personnes atteintes de maladies spéciales; il ne faut pas non plus offrir des consultations et des médicaments gratis ou promettre une guérison certaine, publier dans la presse quotidienne ou permettre qu'on publie certains cas ou certaine opération, inviter des personnes étrangères à la médecine à assister aux opérations, se vanter de guérisons ou de remèdes, étaler des certificats d'habileté ou de succès et autres actes du même genre. Les charlatans ont l'habitude d'agir ainsi, mais ces actions sont indignes d'un médecin digne de ce nom.

§ 4. — C'est également déroger que d'obtenir un brevet pour un instrument de chirurgie, ou de faire usage de quelque préparation secrète dont on se réserve la propriété exclusive. En effet, si de tels remèdes possèdent quelque efficacité, toute réserve à ce sujet ne saurait s'accorder avec la libéralité et la bienfaisance de l'art médical, et si toute la vertu du remède est dans le mystère dont on l'entoure, une telle manière d'agir suppose une ignorance honteuse ou une cupidité déshonnête. Un médecin est également blâmable s'il donne des certificats pour un remède secret ou s'il en encourage l'emploi.

Art. II. — *Obligations professionnelles des médecins à l'égard les uns des autres.*

Tous les praticiens, leurs femmes et leurs enfants, tant qu'ils demeurent sous le toit paternel, ont droit à recevoir gratuitement les services d'un ou de plusieurs des médecins voisins dont ils pourraient réclamer les services.

En général, un médecin ne saurait se traiter lui-même, et si c'est sa femme, ses enfants ou quelqu'un des siens qui soient malades, l'intérêt qu'il leur porte le préoccupe, l'empêche de juger de sang-froid de la maladie et le rend timide et irrésolu dans la pratique. Dans ces circonstances, les médecins dépendent les uns des autres, et chacun d'eux devrait rendre ce service volontiers et sans rien réclamer.

On ne doit pas imposer ces visites, car cette prévenance qu'on ne réclame pas peut créer du malaise en empêchant d'appeler celui en qui l'on a confiance. Si un médecin opulent demeurant au loin réclame les services d'un de ses confrères et lui offre des honoraires, celui-ci ne les refusera pas.

On ne doit mettre personne dans l'obligation de payer.

Art. III. — *Devoirs des médecins envers ceux qui les remplacent.*

Ses affaires, sa santé et diverses circonstances ou événements auxquels tout médecin est exposé, peuvent l'obliger parfois à interrompre ses occupations professionnelles et à prier l'un de ses confrères de le remplacer.

On est tenu par convenance d'accéder à cette demande, et on doit s'acquitter de ce devoir en prenant à cœur les intérêts du médecin de la famille. Si ces services ne sont réclamés que pour peu de temps, on doit laisser les émoluments au médecin que l'on remplace; mais si un médecin néglige les devoirs de sa profession pour s'adonner au plaisir, il perd ses droits aux priviléges de ces secours fraternels, à moins qu'il ne cède ses honoraires à ceux qui le remplacent.

Dans tout accouchement ou opération chirurgicale qui occasionne beaucoup de fatigue, de préoccupation, de responsabilité, il est juste que celui qui opère soit rétribué.

Art. IV. — *Devoirs des médecins en ce qui concerne les consultations.*

§ 1. — Une éducation médicale régulière peut seule rendre un médecin capable et habile; elle devrait être exigée de toute personne qui veut exercer la médecine et jouir des priviléges attachés à cette profession. Néanmoins, comme dans une consultation la santé du malade est le seul objectif, on ne doit jamais refuser une consultation avec un praticien intelligent, diplômé et reconnu par l'association médicale américaine.

On ne peut reconnaître comme vrai médecin et s'associer dans une consultation aucun individu dont la pratique se fonde sur quelque théorie abstraite, qui rejette l'expérience fournie par l'art médical et ne profite pas des secours de l'anatomie, de la physiologie, de la pathologie et de la chimie organique.

§ 2. — En consultation, on ne doit pas se laisser influencer par des sentiments de rivalité ou de jalousie; on doit agir avec loyauté vis-à-vis du médecin qui soigne le malade.

§ 3. — Dans toute consultation, c'est au médecin ordinaire à poser les questions; le médecin consultant peut ensuite faire toutes les questions de nature à lui fournir les renseignements nécessaires sur la nature du mal.

Cela fait, les deux médecins doivent se retirer dans une autre pièce pour délibérer; le premier médecin doit faire connaître le traitement adopté et dire ce qu'il pense de la maladie. On ne doit se permettre aucune remarque ni entrer dans aucune discussion devant le malade ou ses amis, ni émettre aucune opinion ou pronostic sans en avoir auparavant délibéré et s'être entendu avec son confrère.

§ 4. — Dans toute consultation, c'est au médecin ordinaire à formuler le premier son opinion, et s'il y a plusieurs médecins, ils doivent donner leur opinion dans l'ordre suivant lequel on les a appelés.

Aucune décision ne doit empêcher le médecin de la famille d'apporter dans le traitement les changements qui pourraient être demandés par quelque modification subite de la maladie. Mais ces changements et les motifs qui les ont produits doivent être détaillés avec soin dans la consultation suivante.

Le médecin consultant jouit aussi du même droit quand il est appelé auprès du malade, le médecin ordinaire étant absent; mais il est tenu, à son tour, de rendre compte à la consultation suivante.

§ 5. — Les médecins appelés en consultation devront observer la plus grande ponctualité, ce qui leur est ordinairement très-possible, le monde étant assez indulgent pour consentir à ce qu'un engagement professionnel prime tous les autres et soit accompli, toute autre occupation cessante; toutefois, comme des occupations médicales peuvent quelquefois survenir et causer du retard à quelques-uns des médecins appelés, le médecin qui arrivera le premier au rendez-vous attendra son collègue pendant un temps raisonnable, après quoi la consultation sera considérée comme remise à une époque subséquente.

Si c'est le médecin habituel qui est présent, il examinera naturellement le malade et formulera; mais si c'est au contraire le médecin consultant, il devra se retirer, sauf au cas d'urgence ou s'il a été appelé d'un endroit éloigné, auquel cas il examinera le malade et laissera à son collègue son diagnostic écrit, en un pli cacheté.

§ 6. — En cas de consultation, on doit éviter toute discussion purement scientifique; elle ne peut causer que de la perplexité et une perte de temps, car il peut y avoir diversité d'opinions en matière spéculative, et unité parfaite sur ces modes pratiques de traitement fondés non sur l'hypothèse, mais sur l'expérience et l'observation.

§ 7. — En consultation, toute discussion sera tenue secrète et confidentielle; aucun médecin consultant ne devra exprimer par des gestes ou des paroles que le traitement suivi jusque-là n'obtient point son assentiment. La responsabilité comme l'honneur du succès doit être également partagée entre les médecins consultants.

§ 8. — Au cas d'irréconciliable divergence d'opinions, l'avis de la majorité prévaudra; mais si les médecins consultants sont partagés de chaque côté en nombre égal, la décision appartiendra au côté où se trouve le médecin habituel.

Cependant, il peut arriver que les deux médecins ne puissent s'entendre ni sur la nature de la maladie, ni sur le traitement à suivre; il convient d'éviter, autant que possible, cette circonstance à l'aide de concessions mutuelles qui n'atteignent pas cependant la conscience médicale des praticiens.

Dans un tel cas, il faut appeler un troisième médecin qui règle le différend, et si une telle solution est impossible, le malade choisira le médecin qui lui inspirera le plus de confiance. Mais comme tout médecin croit naturellement à la rectitude de son propre jugement, il devra, au cas où il n'est pas choisi par le malade, se retirer poliment et s'écarter tout à fait de toute participation subséquente dans le traitement de la maladie.

§ 9. — Tout médecin appelé en consultation devra observer le respect le plus scrupuleux pour le caractère et les procédés du médecin ordinaire, chercher à justifier le traitement de ce dernier sans porter atteinte à la vérité, et se garder de toute malveillante insinuation dans le but d'enlever à son collègue la confiance du malade.

Art. V. — *Devoirs des médecins en présence de la clientèle de leurs confrères.*

§ 1. — La médecine est une profession libérale, et ceux qui sont appelés à la pratiquer ne doivent chercher la fortune ni par l'intrigue, ni par l'artifice.

§ 2. — Tout médecin, dans ses rapports avec un malade que traite déjà un autre médecin, devra observer la plus stricte réserve.

§ 3. — La même circonspection devra être observée quand, pour raison d'affaire ou d'amitié, un médecin visite un malade qui est déjà sous la direction d'un autre praticien. En principe, les médecins devront s'abstenir de semblables visites, et si elles sont nécessaires, ils devront éviter d'entretenir le malade de sa maladie ou de son traitement, et lui parler seulement de choses étrangères à la médecine.

§ 4. — Un médecin ne doit se charger de traiter un malade qu'en cas d'urgence, ou si le médecin qui le traitait précédemment a abandonné son client, ou que celui-ci a prié son médecin de le quitter. Dans ce cas, il convient d'éviter toute insinuation malveillante sur la conduite et le traitement de la maladie. On devra, au contraire, chercher à justifier son prédécesseur autant que la vérité médicale le permettra; car il arrive souvent que les malades sont mécontents du peu de succès du traitement, et s'en prennent à l'habileté du médecin, tandis qu'au contraire, dans beaucoup de maladies naturellement longues, le manque de succès au début d'un traitement ne prouve point un manque de connaissances ou d'habileté professionnelles.

§ 5. — Tout médecin appelé en cas d'urgence (le médecin ordinaire du malade étant absent) devra, jusqu'à ce que son assistance en consultation soit requise, résigner ses fonctions aussitôt que le médecin ordinaire sera arrivé.

§ 6. — Il arrive souvent, en cas d'urgence immédiate, que la famille alarmée envoie chercher simultanément plusieurs médecins. Dans ce cas, la courtoisie assigne au malade le premier médecin arrivant, et celui-ci est libre de choisir parmi les autres médecins qui arrivent après lui celui dont l'assistance peut lui sembler nécessaire. Dans tous les cas, cependant, le médecin arrivé premier fera demander le médecin de la famille, et résignera ses fonctions à son arrivée.

§ 7. — Si un médecin est appelé auprès du *malade d'un autre médecin* pour cause de maladie ou d'absence de celui-ci, il devra, quand son collègue sera revenu ou guéri, lui remettre le malade avec le consentement de celui-ci.

[Par *malade d'un autre médecin,* il faut entendre un malade qu'a soigné ce médecin avant son départ ou sa maladie, ou qui a réclamé ses soins durant son absence ou sa maladie, ou enfin qui a donné à entendre qu'il prenait ledit médecin pour médecin ordinaire.]

§ 8. — Tout médecin qui visite un malade à la campagne devra accepter, si on le prie de visiter un malade voisin (déjà sous la direction d'un autre médecin), au cas d'une aggravation de symptômes.

Dans ce cas, il faut avoir pour règle de conduite de donner une consultation adaptée aux circonstances ; de n'intervenir dans le plan général du traitement qu'autant que cela sera absolument nécessaire; de n'assumer aucune direction subséquente, à moins que le malade n'en exprime le désir, et le médecin devra alors requérir aussitôt une consultation avec le médecin jusque-là employé.

§ 9. — Les médecins riches ne devront jamais donner de consultations *gratis* aux clients opulents; ce serait faire injure à leurs collègues : le cabinet d'un médecin n'est pas exclusivement un bureau de bienfaisance, et c'est frustrer en quelque sorte la communauté médicale que de ne point réclamer d'honoraires de ceux qui sont en état de les payer.

§ 10. — Si un médecin appelé au cas d'un accouchement est absent, et qu'il soit nécessaire d'en chercher un autre, et si la délivrance s'opère par les soins de ce dernier, celui-ci touchera les honoraires de l'accouchement, mais remettra la malade aux mains du médecin d'abord engagé.

ART. VI. — *Des différends entre médecins.*

§ 1. — Dans la profession médicale, comme dans toutes les autres, la divergence d'opinions et l'opposition d'intérêts engendrent parfois des discussions, et même des procès.

Dans ce cas malheureux, si le différend n'est pas résolu amicalement, il sera porté devant un jury médical composé d'un certain nombre de médecins, ou, si les deux parties sont membres de la société médicale de leur comté, le différend sera porté devant les censeurs élus par la société.

§ 2. — Comme il est nécessaire que les médecins observent envers le public une grande réserve touchant les matières médicales, et que de tels différends ne peuvent que blesser l'étiquette et la convenance professionnelles et seraient d'ailleurs mal interprétés par le public, il est convenu que ni l'arbitrage ni les noms des arbitres ne seront publics, la publicité, dans un cas de cette nature, ne pouvant être que personnellement injurieuse pour les médecins engagés, et jetant immanquablement du discrédit sur la faculté.

Art. VII. — *Des recouvrements pécuniaires.*

La faculté adoptera dans chaque ville ou district quelques règles concernant les recouvrements pécuniaires de leurs clients, et ce sera pour les médecins un point d'honneur que de s'y conformer aussi strictement que les circonstances le permettront.

DES DEVOIRS DES MÉDECINS ENVERS LE PUBLIC ET DU PUBLIC ENVERS LES MÉDECINS.

Art. I. — *Devoirs des médecins envers le public.*

§ 1. — En bons citoyens, les médecins doivent toujours veiller au salut de la communauté et soutenir les charges et les institutions du pays : ils seront toujours prêts à éclairer le public sur les matières qui concernent leur profession, telles que la police médicale, l'hygiène publique et la médecine légale. C'est à eux qu'il appartient d'éclairer le public sur les règles des quarantaines, sur la location, l'aménagement, l'alimentation des hôpitaux, asiles, écoles, prisons et autres institutions de ce genre; sur toutes les questions de police médicale des villes, sur le drainage, l'hygiène, la ventilation, etc.; sur les mesures préventives en vue d'épidémies ou de maladies contagieuses, et si une épidémie mortelle éclate, leur devoir est de faire face au danger et de poursuivre, même au péril de leur vie, leur labeur quotidien pour l'allégement des souffrances humaines.

§ 2. — Les médecins devront toujours être prêts, quand les autorités constituées les appelleront, à éclairer les enquêtes du coroner et des tribunaux sur des sujets purement médicaux et à résoudre toute question relative à la santé, à la légitimité, aux empoisonnements ou morts violentes, et toute autre question de jurisprudence médicale; mais dans ce cas, et spécialement dans celui d'une enquête sur un cadavre, il est juste que le temps, le travail et l'habileté soient récompensés, et que le médecin reçoive des honoraires convenables.

§ 3. — Il n'y a pas de profession qui rende plus de services gratuits que celle des médecins; mais, en bonne justice, cette gratuité doit avoir des limites. La pauvreté, la confraternité médicale et certains devoirs publics relatés dans l'article premier, ont droit à des services gratuits; mais ce privilége n'est point applicable aux institutions soutenues par le public ou de riches particuliers, aux sociétés de secours mutuels, d'assurances sur la vie et autres associations de ce genre : il serait injuste d'ailleurs d'attendre d'un médecin qu'il délivre (sans être payé de retour) un certificat d'inaptitude au service militaire, aux fonctions de juré, ou un certificat d'état de santé pour les personnes qui veulent s'assurer ou obtenir une pension. Toutefois, les médecins rendront avec empressement aux indigents, et sans rémunération, tout service de ce genre.

§ 4. — Témoins des erreurs des empiriques, du dommage public et des morts causés par les médicaments des charlatans, les médecins devront toujours chercher à éclairer le public sur ce sujet et à lui montrer à quels malheurs il s'expose en écoutant les avis des imposteurs. Les médecins devront aussi employer toute leur influence comme professeurs des écoles de pharmacie, ou en choisissant de préférence telle pharmacie pour y faire exécuter leurs ordonnances, afin de décourager les droguistes ou les apothicaires de vendre les médicaments des charlatans, ou de s'occuper aucunement de leur falsification ou de leur débit.

Art. II. — *Devoirs du public envers les médecins.*

Les avantages directs ou indirects que le public retire de l'incessante et bienfaisante activité des médecins sont si nombreux et si importants, que les médecins ont justement droit au respect et à la considération de toute la communauté. Le public devra aussi posséder une exacte connaissance des qualités médicales, distinguer toujours la vraie science des assertions de l'ignorance et de l'empirisme, enfin apporter tous les encouragements et les facilités nécessaires à l'acquisition des connaissances médicales, et ne pas permettre plus longtemps que les règlements publics exigent des médecins, sous peine de répression, une fidèle connaissance de leur art, et les empêchent en même temps de s'opposer à ceux qui professent sans les posséder.

TARIF DES HONORAIRES.

Le tarif qui va suivre étant basé sur une juste considération des services professionnels que les membres du *collége* sont appelés à rendre, — c'est un devoir de leur part de s'y conformer quand les moyens de leurs clients ne sont pas tels qu'une pareille rémunération ne leur soit interdite.

	F.	C.
Pour une seule visite ou consultation à domicile, — au cas où aucune visite ou consultation subséquente n'est demandée[1]	50	»
(non applicable quand le médecin est le conseiller médical ordinaire du client ou de sa famille).		
Pour la première visite, quand le médecin doit venir d'une manière régulière.	25	»
Pour chaque visite subséquente	10	»
Toutes visites nécessaires le même jour, quel qu'en puisse être le nombre, seront tarifées au même taux.		
Quand, à la première visite, un soigneux examen médical est requis pour arriver à formuler un diagnostic exact	50	»
Si l'on retient le médecin, pour chaque heure . .	25	»
Pour une visite à une heure fixée par le malade ou ses amis, durant la journée.	25	»
Pour une consultation donnée au cabinet du médecin	25	»
Pour une consultation donnée au cabinet du méde-		

[1] Nous avons réduit les dollars en monnaie française pour la commodité du lecteur.

	F.	C.
cin, quand il est besoin d'un soigneux examen médical	15	»
Pour toute consultation subséquente donnée au cabinet du médecin pour le même malade, pendant la même maladie	10	»
Pour une consultation écrite.	100	»
Pour une visite de nuit après l'heure habituelle du coucher	25	»
Pour une visite au milieu de la nuit par un temps orageux ou inclément.	50	»
Pour une première visite comme médecin consultant.	40	»
Pour toute visite subséquente en qualité de médecin consultant, pour la même maladie	15	»
Pour toute visite comme médecin consultant pendant la nuit.	45	»
Dans toutes les visites aux malades éloignés, 10 francs devront être ajoutés en plus pour chaque mille ou deux, entre l'habitation du médecin et celle du malade, sans avoir égard au mode de transport.		
Si le médecin doit passer la rivière Delaware, il est en droit d'ajouter	10	»
Une note additionnelle pourra être remise au malade par le médecin, si les routes sont en trop mauvais état ou le temps trop inclément.		
Pour un avis médical qui touche à un point de droit	125	»
Pour un examen ou une vérification de décès, en cas d'enquête légale	150	»
Pour un examen ou une vérification du décès, à la requête de la famille ou des amis du décédé . . .	100	»
Pour un certificat indiquant l'état de santé d'un malade	10	»
Pour une vaccination ou une revaccination. . .	25	»
Pour un accouchement ordinaire	150	»

	F.	C.
Pour un accouchement difficile	250	»
Si le médecin est retenu plus de douze heures, chaque heure nouvelle sera taxée à 5 francs.		
Pour l'emploi du forceps.	45	»
Pour la version	100	»
Pour l'opération de la céphalotripsie	125	»
Pour l'opération césarienne	1,250	»
Si la femme ou l'enfant sont indisposés après le dixième jour qui suivra les couches, ou gravement malades avant ce dixième jour, chaque visite sera payée au médecin, suivant le tarif ordinaire des visites.		
Pour réduire une fracture et appliquer le premier appareil	125	»
Dans ce cas, comme dans celui de toute opération chirurgicale, les visites subséquentes seront taxées suivant le tarif ordinaire en le proportionnant toujours au temps employé et au dérangement causé.		
Pour réduire les luxations récentes	45	»
— — — anciennes	300	»
Pour l'amputation d'une jambe ou d'un bras . .	250	»
Pour l'amputation à l'articulation coxo-fémorale .	1,250	»
— — d'un ou deux doigts	50	»
Résection des os longs et des articulations . . .	750	»
Résection des petits os.	250	»
Ténotomie	150	»
Pour extirper les tumeurs en des endroits difficiles.	500	»
Extirpation des autres tumeurs.	150	»
Application du trépan.	750	»
Pour opérer la cataracte ou les pupilles artificielles.	750	»
Pour extirper un polype des fosses nasales . . .	150	»
Staphyloraphie	150	»
Pour opérer le bec de lièvre.	125	»
Trachéotomie	250	»
Ablation des amygdales	75	»

	F.	C.
Introduction de la sonde œsophagienne	100	»
Ligation des artères carotides, sous-clavières iliaques ou fémorales.	100	»
Extraction de corps étrangers introduits dans l'oreille, les narines, le pharynx ou l'œsophage . . .	125	»
Réduction d'une hernie par le taxis	45	»
Opération d'une hernie étranglée	500	»
Thoracentèse	150	»
Paracentèse	100	»
Pour l'opération d'une fistule vésico-vaginale ou recto-vaginale	500	»
Examen de l'anus ou du vagin, sans spéculum . .	50	»
Introduction d'un pessaire	25	»
Extirpation d'un polype de l'utérus ou du rectum .	150	»
Opération d'une fistule à l'anus.	125	»
— — — du périnée.	300	»
Opération des hémorrhoïdes.	125	»
Imperforation de l'anus ou du vagin	100	»
Réduction du prolapsus de l'anus	100	»
Litothripsie	1,000	»
Ponction de l'hydrocèle	50	»
Cure radicale de l'hydrocèle	125	»
Pour l'opération du phimosis ou du paraphimosis.	100	»
Uréthrotomie	125	»
Cathétérisme simple	10	»
— en cas d'obstruction	75	»
Autoplastie	750	»
Pour l'ouverture d'un abcès.	25	»
Pour l'administration d'un anesthétique	50	»
Pour l'introduction d'un séton	50	»

En cas de gonorrhée ou de syphilis, le médecin devra demander de 50 francs à 125 francs d'honoraires préalables, les visites subséquentes lui seront payées à part.

Toute opération chirurgicale, non comprise dans la présente liste, n'en devra pas moins être tarifée par l'opérateur, comme il le jugera convenable, et proportionnellement à la nature, l'étendue et l'importance de l'opération.

Chaque médecin devra présenter son mémoire au moins une fois par semestre.

NOTE II.

PENSYLVANIA HOSPITAL FOR THE INSANE[1].

QUESTIONS.

Les amis ou parents réclamant l'admission d'un malade dans le *Pennsylvania hospital for the insane* sont priés de répondre clairement, avec l'assistance du médecin de la famille, aux questions suivantes, destinées à fournir des renseignements sur l'état de l'aliéné conduit dans l'institution.

1. Age du patient?

Est-il célibataire ou marié?

Combien a-t-il d'enfants?

2. Le lieu de sa naissance.

Son domicile.

3. Quelle était la nature de ses occupations et sa situation de fortune?

4. Quand les premiers symptômes de la maladie se sont-ils manifestés et comment?

5. Est-ce la première attaque? Y en a-t-il eu d'autres? Combien? Quelle a été leur durée?

6. Le mal paraît-il augmenter, diminuer ou rester stationnaire?

7. La maladie présente-t-elle des exacerbations et à intervalles réguliers?

8. Est-il survenu quelque changement physique ou moral avant l'attaque?

[1] Thomas Kirkbride. *Report of the hospital for the insane.* Philadelphie.

9. Sur quels sujets et de quelle façon le dérangement mental s'est-il manifesté? Existe-t-il une hallucination permanente?

10. Le malade s'est-il montré dangereux pour autrui? Et dans ce cas, y a-t-il eu spontanéité ou préméditation?

11. Le suicide a-t-il été tenté? Par quel moyen? Cette manie existe-t-elle actuellement?

12. L'aliéné a-t-il une disposition à déchirer ses habits et à détruire autour de lui?

13. *Quid* de l'hérédité?

14. Avait-il manifesté une tendance particulière dans son régime, ses habitudes, ses projets, avant l'attaque? ou quelque passion dominante, ou une exaltation religieuse?

15. Etait-il adonné à l'usage immodéré des alcools, de l'opium, du tabac, etc.?

16. Est-il sujet à quelque maladie physique? épilepsie, éruptions supprimées, pollutions ou hémorrhoïdes? A-t-il reçu un coup sur la tête?

17. La séquestration a-t-elle été employée? Comment et pendant combien de temps?

18. Quelle est la cause présumée de la maladie?

19. Quel traitement a-t-on employé, et quels ont été ses effets?

Ajoutez à cet interrogatoire toutes les questions qui sembleraient opportunes.

NOTE III[1].

Les administrateurs des établissements hospitaliers et pénitenciers de New-York, frappés de l'accroissement constant de cette partie de la population qui remplit les pénitentiaires et les prisons, ont acquis la conviction que les mesures disciplinaires prises dans ces établissements sont insuffisantes. Les détenus, loin d'y être amenés au bien, en sortent plus corrompus que jamais. Les crimes de cette lie de la population et les moyens de répression sont devenus pour New-York une question sociale d'une telle gravité qu'elle a attiré l'attention des philanthropes et des économistes les plus éminents.

Le rapport constate dans cette ville l'existence de 30,000 enfants grandissant dans l'ignorance et la fainéantise. Ils n'ont pas d'autre occupation que la mendicité, pas d'autre instruction que celle du vol. Des hordes d'enfants sont envoyées chaque matin pour marauder le long des quais, des magasins et des boutiques, enlevant quelques grains de café, des poignées de coton ou d'autres marchandises faciles à cacher ; ils commencent ainsi par les plus petits larcins pour en arriver au vol avec effraction, professant ainsi comme dans une école de classe en classe. A l'âge de quinze ans, les garçons deviennent des voleurs de profession et les filles des prostituées. — La brièveté de leur vie, qu'abrégent les maladies syphilitiques, est le seul obstacle pour empêcher leur nombre d'augmenter.

Ce n'est qu'en prenant l'enfant dès son bas âge, avant qu'il soit entré dans la pratique du crime et de l'immoralité, que l'on

[1] *Eigth annual report of public charities and correction.* New-York, pages 7 et 8. Albany, 1868.

peut vaincre cette engeance pernicieuse et détruire le mal jusque dans ses racines. A cet effet, le conseil demande respectueusement l'autorisation d'établir une école industrielle, dans laquelle puissent être envoyés, sur la demande du magistrat chargé de la police :

1° Les enfants au-dessous de douze ans, qu'on aura trouvés mendiant dans les rues.

2° Les enfants au-dessous de quatorze ans ayant commis une première faute punissable de l'emprisonnement.

3° Les enfants représentés par leurs parents comme incorrigibles et adonnés au vice.

Ces enfants ne pourraient sortir de l'école que liés par un brevet à quelque sérieuse et utile entreprise.

TABLE DES MATIÈRES

Paris. Typ. de Ch. Meyrueis, rue Cujas, 13. 1869.

DU MÊME AUTEUR :

Climatologie des Stations hivernales du midi de la France (Pau, Amélie-les-Bains, Hyères, Cannes, Nice, Menton). Volume in-8. 1865 . . . . 3 fr.

Conditions sanitaires des Armées pendant les grandes guerres contemporaines. Brochure grand in-8. 1866 . . . . 1 fr.

Sketch on Cannes and its climate. Brochure in-12. 1868. 2 fr.

Cannes et son climat, 2e édition, revue et augmentée, accompagnée de deux vues photographiques et de trois tableaux météorologiques gravés sur pierre. Un vol. in-12. 1869. 3 fr.

JACCOUD De l'organisation des Facultés de médecine en Allemagne. — Rapport présenté au Ministre de l'instruction publique le 3 octobre 1863.

Paris. — Typ. de Ch. Meyrueis, 13, rue Cujas. — 1869.

www.ingramcontent.com/pod-product-compliance
Ingram Content Group UK Ltd.
Pitfield, Milton Keynes, MK11 3LW, UK
UKHW012241240726
13966UKWH00003B/1221

9 782013 090636